精神科医がすすめる疲れにくい生き方

HAVING A HEALTHY RELATIONSHIP WITH FATIGUE

川野泰周《かわのたいしゅう》

TAISHU KAWANO

JN027594

CROSSMEDIA PUBLISHING

はじめに

どんな疲れも解決できる

「この疲れ、なんとか無くすことができたら……」

そう感じたことはありませんか？

日々、目のくらむようなスピードでおびただしい量の情報が飛び交う現代社会に暮らしている私たちにとって、疲れと無縁でいることはもはや不可能といえるかもしれません。だからこそ、疲れと上手に付き合って身心をコンディショニングすることが、人生を幸せに歩むための秘訣であると私は考えています。

この本は、そんな「毎日の暮らしをポジティブに生き生きと輝かせたい」と願う方々に、心身を癒し、疲れを溜め込まないライフスタイルを提案するために書かせていただいた本です。

意外に思われるかもしれませんが、疲れを溜め込まないためのコツは、「すべての疲れをなくそうとすること」ではありません。

そもそも、疲れをなぜ感じるのでしょうか？

「疲労」（疲れ）というものは、「痛み」や「発熱」と並んで生体が発する三大アラームの一つであり、私たちの身体が出してくれる貴重なＳＯＳのサインなのです。

人は疲れるものであり、疲れるから寝る、寝るから疲れが取れる、また疲れたら寝る。これは誰もが疑いようのない自然な生体システムです。

生まれたばかりの赤ちゃんでも、血気盛んな10代でも、徹夜で遊べる20代でも、私たちは生きている限り疲れます。疲れというものを完全になくして生きることはできません。

でももしかすると、あなたのまわりには疲れにくい人がいるのではないでしょうか？

誰が見てもハードワーク。責任やプレッシャーも大きい立場にもかかわらず、毎日ハツラツとして元気な人。既存の枠組みを飛び越え、新たなことにチャレンジしながら自分らしく生き生きと過ごしている人がいます。

こうした人たちは、どうして疲れないで毎日過ごせるのでしょうか？

「そういう人は元からそういうタイプなんでしょう？」

それも一理あるでしょう。私たち人間には、生まれ持った「気質」という心の性質があり、元来物事をポジティブにとらえられる方もいれば、ネガティブに考えてしまう方もいます。

ポジティブなとらえ方ができる方は、失敗をしてもクヨクヨせずに、一つの学びとして将来の糧としていける人です。日々の体験をストレス源にしてしまうことが少ないため、疲れにくい特性を持っています。

逆にネガティブな人は、何かが起こったときに自分と紐づけて責めてしまったり、次も悪いことが起こるに違いないと不安を抱えてしまうため、ストレスが連鎖して心の疲労を抱えがちです。まるで、「自分を疲れさせるメガネ」をかけているようなものです。

このネガティブな色メガネが、物事のマイナスな面ばかりを捉え、不安や緊張、イライラや腹立たしさといったネガティブ感情を常に抱えてしまう原因となります。

こんな余裕のない心の状態では、いくら休んでも疲れは取れそうにありません。

自分自身を「疲れのループ」から救い出すためには、自らの力でネガティブなメガネを外すことが必要です。

こう聞くと大変な挑戦のように感じられるかもしれませんが、そんなに難しいことではありません。普段からほんの少しの意識を持っていただくだけでよいのです。自分自身を疲れさせるものの見方に気づいたり、それを違う角度からとらえなおしたりすることで、疲れの根源となる色メガネを外すことができます。そして、私たちが人間社会の中で生きている限りもたらされる、「疲れのもと」を上手に受け流すことができるようになるのです。

ところで、よく知られている疲れの取り方とは、マッサージに行ったり、ゴロゴロとお布団で寝ていたり、ぼーっとしたり、身体を休めたりすることではないでしょうか。たしかに、フルマラソンやハードな肉体労働、あるいはきつめの筋力トレーニングによって生じた身体や筋肉の疲れであれば、そのような方法で解消することが可能でしょう。しかし、

・ノルマに追われてプレッシャーを感じている
・職場の人間関係でトラブルを抱えている
・家庭に問題があって悩んでいる

このような悩みがもとになっている疲れの場合、身体を休ませただけでは回復が難しいものです。重要なのは、私たちが抱える疲れの原因の大部分は、心理的要因であるということです。

こうした「疲れの原因」と「疲れの解消法」のミスマッチを防ぐために、心の疲れのメカニズムと、その適切な対処法を知っていただきたいというのが、この本に込めた私の思いです。

「脳の疲れ」と「マルチタスクの疲れ」

こうした心の疲れ、心理的な疲労に加え、もう一つ本書でご紹介するキーワードが、「脳の疲れ」です。正確にいえば、心の疲れやストレスもすべて、脳の問題ということができます。

心が脳にあるのか心臓（ハート）にあるのかという哲学的な問いに対する答えは未だ出ていませんが、精神科医の立場から申し上げれば、「心の疲れは脳の疲れ」と考えることが理解の助けとなります。

それに加え、この本の後半で取り上げる重要な観点は、近年急速に増大していると考えられる「マルチタスクの疲れ」です。

たとえば休日に「来週はあのプレゼンがあるな……」「来週の会議ではこれを提案しよう」「あのメール返さなきゃ」などと考え続けてしまうことはありませんか。

これは一見休んでいるように見えて、脳はいろいろな考えごとに従事していて、いわばいくつもの仕事を同時にし続けている状態です。

すると、脳のオンとオフの切り替えがうまくいかずに、「身体は休んでいるのになぜか疲れが取れない」という現象が起こるのです。

特に近年、テレワークのスタイルが普及することで問題は深刻化しています。

自宅が仕事空間になることで、仕事とプライベートの線引きが非常にあいまいになってしまうからです。自宅で仕事をしていると、つい夜遅くまでパソコンに向かってしまうという方は少なくないのではないでしょうか。「空間」というのは、私たちの心や脳の「モード」を切り替えるための非常に重要なファクターです。プライベートの空間が仕事場になるのは、常に脳がオンの状態をつくり出すことを意味するのです。

こうして脳が常にオンになることによって、じりじりとした緊張状態が続き、自律神経が乱れやすくなってしまいます。自律神経は体温、心拍、消化吸収、ホルモンバランス、血流など、身体のさまざまな機能をコントロールする統括システムです。この自律神経が乱れると、身体のどこに症状が生じてもおかしくありません。

胃の調子がおかしかったり、頭痛が生じたり、眠れなくなったり……。

目に見える症状は身体のトラブルなのですが、実際には脳に原因があるため、やっぱりここでもただ単に休む、ではない対処法が求められます。

とはいっても、本書でご紹介する方法は気負わなくてもできるものばかり。まずはご自身で、気楽にやれそうなものから取り入れていきましょう。

「精神科医」と「禅僧」

実はかくいう私も、かつてそうしたストレスに悩んだ一人です。

私は24歳で医師免許を取得し、6年間にわたり臨床医として総合病院や精神科病院で診療に従事しました。

しかしその頃の私は、人の健康を支えたいと思いながらも自分自身が仕事に忙殺され、取れない疲れや日々押し寄せるストレスを常に抱えていました。「薬物療法」、つまりお薬を処方することが医師の仕事の大部分という、当時の精神医療の在り方に対する疑問も心の迷いに拍車をかけました。

そんな私は、40代となった今もクリニックで精神科医として診療を続けていますが、20代の頃よりもずっと「疲れにくい生き方」を選択できていると感じます。

そのきっかけの一つが、「禅僧になる」という道を選んだことだと思っています。私は禅宗のお寺の一人息子として生まれ、小さい頃から先代住職だった父が坐禅をしている姿を見て育ちました。しかし、幼い私には、本堂の隅っこの暗がりで身じろぎひとつせず座ったまま、父が何をしているのかさっぱりわかりませんでした。

医師として6年間医療の現場で働かせていただく中で、自分自身が日々のプレッシャーやストレス、さらには治療に対する迷いを抱え、「このままではいけない」という思いが、私自身の心と向き合う禅の世界へと向かわせたのだと思います。ちょうど30歳を迎えたときの、私の選択でした。

それから3年半の間、鎌倉の大本山建長寺にある禅の修行道場で、日々の体験を通して自らの心を見つめました。そして禅の精神にもとづく丁寧な暮らしの中、今までの自分は現代社会の中でいかに疲弊しながら生きていたかに気づくことができました。

人間が疲れにくい生き方、ひいては幸せな生き方というものをどのようにして育むのか、医学的な理論だけではなく、日々の行為一つひとつを通して、体験の中から垣間見ることができました。

本当は医者を辞める覚悟で禅僧の道を歩みはじめたので、修行道場に入った当初は精神科臨床に戻ることは考えもしませんでした。ところが、日々の修行生活を通して心の変化を感じる過程で、不思議と今までにかかわらせていただいた患者さんたちのことを思い出すようになりました。禅の精神や修行生活の中の智恵というものが、患者さんたちの助けとなるに違いないという思いが込み上げてきたのです。そして患者さんだけでなく、ストレス社会といわれて久しい現代を生きるすべての人に知っていただきたいと願うようになりました。

修行生活を終えて、自分の生まれたお寺に戻った私は、住職を拝命するとともに、精神医療の現場に復帰しました。そして従来の精神科治療だけでなく、禅の視点も取り入れながら、お一人お一人の心の負担を軽くするためのお手伝いをしています。

この新しい時代を生きるすべての方が、自分の状態を丁寧に把握し、そしてストレスや疲れとの向き合い方を知る必要があると私は感じています。

疲れと上手に向き合い、悩みを手放して生きていきたいと考えておられる方は、ぜひ本書で疲れにくい生き方を覗いてみてください。今どんなに重い疲れを感じていても、解決できる可能性があります。

そのためにもまずは、疲れの正体を知ることからはじめましょう。

この本はまさに、「疲れの取扱い説明書」です。

疲れにくい生き方とは、「幸せな生き方」そのものであることを知っていただきたい。それがこの一冊に込めた私の願いです。

この本が、皆様の心身ともに健やかなる人生の道しるべになれば幸いです。

川野泰周　合掌

精神科医がすすめる 疲れにくい生き方　目次

第3章　次世代型の疲れとは

第4章　自己肯定感を高める

第5章　疲れにくい1日の実践

第1章

疲れには3種類ある

chapter 1

Three types of fatigue

心の疲れは脳の疲れ

疲れと聞くと一番は肉体的な疲れが思い浮かびます。日中の過剰な活動で筋肉組織が壊れたり、疲労物質が体にたまったり、このような体の疲れを回復させるために、私たちは睡眠や休息をとります。

しかしながら現代では、しっかり睡眠時間をとっても疲れている、休日があるのに休息した感じがしない、疲れが取れない、と悩む方は少なくありません。

実は「疲れ」と一言でいっても、様々な性質の疲れを想定しなければなりません。私は具体的に3種類に分けて考えることが、適切な対処行動につなげるための助けになると考えています。

大きくは「体の疲れ」と「脳の疲れ」に分かれており、さらには「脳の疲れ」はネガティブな感情による「心の疲れ」と「マルチタスクによる疲れ」に分けられます。

これらは疲れる原因が違うため、それぞれの対処方法も変わってきます。身体の疲

疲れには3種類ある

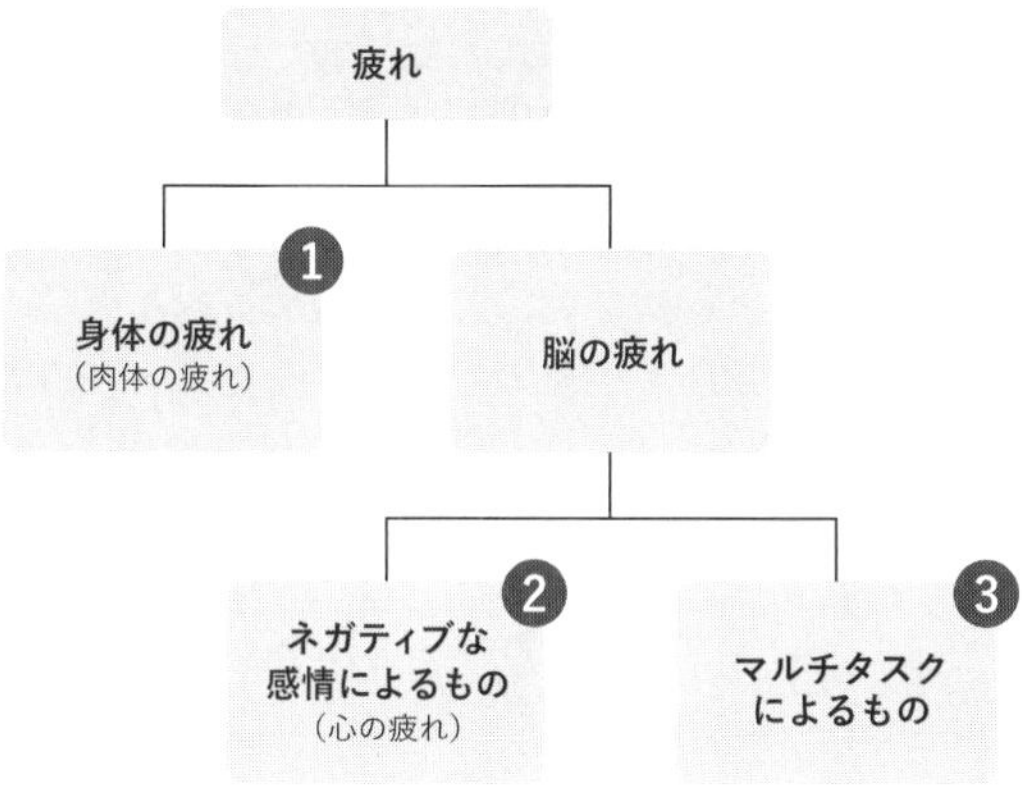

れに対しては酷使した筋肉を休ませ、しっかりと栄養を取り、夜はぐっすりと眠り、翌日に備えます。

本書で扱うのは身体以外の2つの疲れ、つまり脳から派生する心（感情）の疲れとマルチタスクによる疲れです。

なぜ心の疲れが脳の疲れに部類されるのかというと、感情を統制しているのも脳だからです。たくさんのネガティブな感情を持つと、脳の感情を司っているところが働きやすくなります。そうするとストレスを感じやすくなるため、それを抑えようと今度は理性を司っている部分が頑張って働きます。
こうして脳がエネルギーロスを起こし、脳が疲れるというわけです。
心が疲れる例を見てみましょう。

- 夫婦の関係がうまくいっていない
- 子育てに悩んでいる
- 将来が不安だ
- 仕事の人間関係でトラブルがある

など、答えのない悩みを悶々と考えてはネガティブになり、それがまた自分の心に負担を背負わせ、また疲れる、というループをたどります。そうすることで、今の私たちの気分や身体に不調をきたします。

「動悸がする」「食欲がなくなる」「眠れなくなる」など身体的、行動的にわかりやすい症状もあれば、「意欲が出ない」「何をするにもおっくうになる」、など見た目にはわかりにくい自覚症状として出る場合もあります。どちらにせよ、その「悶々とした悩み」が解決できないと、疲れのもとが私たちの心をチクチクと攻撃し、疲弊してしまうのです。

悩みがないのに疲れている

一方で、「マルチタスクによる疲れ」は、複数の仕事を同時にこなしていることで起こります。この本を読まれているあなたも、時折、仕事のことを考えたりしていませんか。

他にも様々なシーンで、私たちはマルチタスクの状態を経験しています。音楽を聴きながらメールを打ったり、チャットをしながらご飯を食べたり……

こう考えると現代人の日常はマルチタスクだらけかもしれません。

ところが意外にも、私達人間の脳は本来マルチタスクが苦手です。脳が一度に注意を向けられる総量は有限だからです。

にもかかわらず、「〇〇の案件の資料を作らねば」「〇日までに商談をまとめないと」「あのメールに返信しなければ」といった具合に、同時に進めるべきことがたくさんあり、しかもそれが今日も明日も明後日も続いていきます。マルチタスクが無くなることはありません。すると、脳は常にスイッチが入った状態で休むことができず、その結果脳が疲れてしまうのです。

私が勤めている心療内科のクリニックでも、この「マルチタスク型の疲れ」に該当する患者さんが急増しています。

その方々に共通して当てはまるのが、悩みがないのに疲れていることです。

どういうこと？　悩んでいるから病院に来るんでしょ？　疲れているのは自分で感じ取れるんじゃないの？　そう思いますよね。

詳しくは第3章で述べますが、このマルチタスク型の疲れが想定される方は、人間関係の問題や将来への不安など、明白な悩みが見当たらないということが少なくありません。仕事も好きで、人間関係も良好、休みもしっかりもらえて、社風も良い。一見するとなんで悩んでいるの？　というような環境にもかかわらず、得もいわれぬ倦怠感を感じる、疲れている、とおっしゃるのです。

私はこうした疲れのパターンが急増している現状から、これこそが「次世代型の疲れ」であると考えています。

ここで、この本をお読みのあなたに質問です。

あなたは今疲れていますか？

疲れている場合、それを具体的に伝えることができますか？

「具体的に」とは、

- **何が**
- **どのような状態なのか**
- **何がきっかけでそれが起こるのか**

という具合にご自身に起きている状況を言語化するということです。

たとえば、毎週の週末になると寝ていても疲れが取れなくなってくる。そうすると、頭の働きが悪くなり、仕事のミスが増える。その結果取引先とのトラブルにつながってしまった、という感じです。

私が勤めるのは医療機関ですから、重大な悩みやトラブルが日常生活で起こったり、これは明らかに単なる疲れではない、という状態を抱えた方々がお越しになります。私はクリニックで初診、つまりはじめていらした方に、必ず「なぜ今ご来院されているのですか?」とお伺いするようにしています。一見するとちょっと失礼な発言に思われるかもしれません。しかし意外なことに、クリニックに来るのですから不調を抱えているに違いありません。多くの方が自分の不調の正体に気付いていないのです。まわりの上司やご両親から心配され、行ってみたらと「勧められたから来院した」という方が少なくないのです。

しかし当の本人はその自覚がないため、クリニックに来ているのに「何が不調か分からない」ということが起こります。

よくわからないが、疲れている。これが現代人に起こる疲れの一つの特徴です。しかし私から言わせると、「わからないから疲れている」のです。疲れを適切に対処するためにはまずはその疲れの本質に気づく必要があります。

にもかかわらず、私たちが疲れに気づくのは、実際に症状が顕在化するようになってからということがしばしばです。睡眠のトラブルだったり、内臓のトラブルだったり、抑うつ感などの精神的なトラブルだったりと様々な形をとって、疲れが具体的な不調として現れ出てくるわけです。いずれにせよ、ここ10〜20年のあいだに、私たちは明らかに、疲れに対して鈍感になってしまい、自分の状態を把握することが難しくなっていると考えられます。

これに関しては詳細な説明を後述したいと思いますが、ただ今ここでお伝えしたいのは、**自分の内側で起こっている様々な現象に気づく能力を育んでいけば、疲れにくい生き方が選択できるということです。**

良い疲れと悪い疲れ

そこでここから、順を追って疲れの正体を考えてみましょう。

この時点ですでに、「自分はマルチタスク型の疲れに当てはまるかも」と感じた方もいるかもしれませんが、まずは従来型の心の疲れを見てみましょう。言わずと知れたストレスの問題です。

重い荷物やバーベルなど、体に負担をかけると体が疲れるように、ストレスという心の負荷は、私たちの心を疲れさせます。

ストレスなく毎日を過ごせたらどんなに楽しいか……そう思い描いては現実とのギャップに悩むのもまた人の常でしょう。でもここで一つ、重要な事実を知っておいていただきたいと思います。

それは、「ストレスは実はすべて良いものとなる可能性がある」ということです。

私たちはストレスがあるから成長することができます。ストレスとどのように向き合うかによって、心の栄養にもなるし、反対に毒にもなり得るわけです。

そしてもう一つ大切なことは、良い疲れでも一定量を超えると悪い疲れになってしまうということです。

つまり、ストレスは食物と同じ性質を持っているということ。糖分は私たちの活動エネルギーとして欠かせないものですが、過剰に摂りすぎると肥満や糖尿病などの生活習慣病をもたらし、毒となります。

ただ、ストレス負荷のボーダーラインを見極めるのは容易ではありません。ある人

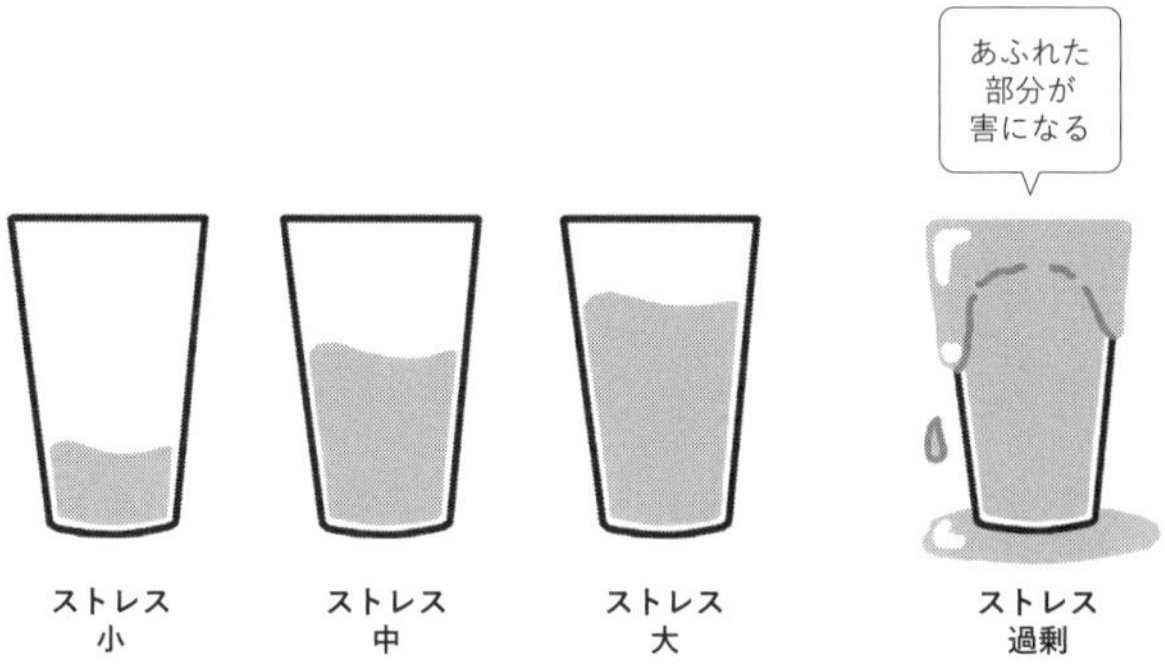

にとっては問題なく対処できることも、ある人にとってはとても負担になる事柄だったりします。ある人にとっては自分を成長させる糧となるような出来事も、ある人にとっては自分の自信を喪失させる原因となってしまったりします。

「疲れにくい人」はストレスが発生しても上手に受け流すことができる、あるいはストレスを自分の成長の糧に変える力を持っている人と言えます。一方で、「疲れやすい人」は、小さなミスにも大きなストレスを感じてしまったり、心の中で自分を責めてしまうなど、疲れを蓄積させるような考え方の傾向を持っています。

こうした「物事のとらえ方」が私たちの心の在り方を分けるポイントなのです。

といっても、無理やりポジティブになろうとする必要はありません。私たちの心は前向きになろうと思ってサッと前向きになれるほど単純ではないからです。しかし、自分の心と向き合う術を知ることで、強くしなやかな心を育てることができます。

鋼のような心ではなく、揺れてもまた戻ってこれる、そんな竹のようなしなやかな精神をつくることが、疲れにくい人生の第一歩なのです。

ここからはよく私のもとにも寄せられるお悩みをもとに、どのような心の在り方がよいのか、精神科医として、そして禅僧としてお伝えしてみたいと思います。

第
2
章

疲れの処方箋

chapter 2

How to eliminate fatigue

休んでも疲れが取れない理由

疲れをとるために大切なのは休息の時間を確保すること。つい忙しさに追われて休みの日も仕事をしていたり、残業や休日出勤をしているようなら、要注意です。まずは少しでも完全休養できる時間を確保してあげることが必要でしょう。休みの日にしっかり休むことで、いざ仕事モードに入るときにも本領を発揮できます。

しかし、難しいのが、十分に休みの時間は確保しているのに疲れが取れない、という場合です。

もしこれに当てはまるという方は、マインドワンダリング（mind-wandering）にはまっている状態かもしれません。

wanderは「さまよう」「さすらう」という意味の単語で、マインドワンダリングとは、今この瞬間に体験している出来事や、取り組んでいる課題から注意が逸れて、別のことを考えながら過ごしている状態のことを指します。

仕事中に何となく窓の外に目を向けると、雨が降り始めている。あぁ、今日は天気が悪いな。これから営業なのにスーツが濡れるな。取引先の会社まで遠いから早めに出たほうがいいだろうか。バスが止まっていたらどうやって行こうか。そういえば手土産を買っていかないといけなかった。向こうの社長は甘いものが好きだから、地下のお店の最中を買っていこう。しかしあれはあまり個数がないから多人数で食べれないな……など。

このようにして、さまよった思考はあてもなく、あぁでもない、こうでもないと考える旅に出てしまいます。マインドワンダリング自体は非常に高度な脳の機能の一つであり、私たち人間が社会を形成し、高度な文明を築くために必須の能力とも言えます。でも四六時中マインドワンダリングしていては、脳のエネルギーを非常に多く消費してしまうことになります。

このマインドワンダリングにはまりやすい人は、休日でも疲れやすい傾向にあります。

なぜなら、休みの日(本来仕事のことを考える必要がない時間)にも仕事のことを悶々と考えてしまい、その思考が今の自分の感情や感覚を揺さぶるからです。

考えるということ自体は自然なことです。私たちは一日に6万回、あるいは7万回も思考していると言われます。

しかし、今考える必要のないことや今考えても解決のアクションを取れないことを何回も思い出してしまったり、それによって堂々巡りの思考を続けていたりするのは、幸せな時間の過ごし方とは言えません。

このようなネガティブなことを考えたくないと思って、あれこれ気晴らしに手を出してみるかもしれませんが、私たちの心は自分が思っているよりもいうことを聞かないものです。

考えごとをしない！　と思っても考えてしまうのが私たちの心というものです。むしろ、考えちゃダメ！　というほうがその意識を強固なものにしてしまうでしょう。

もしマインドワンダリング状態が強い方で、気晴らしで気持ちが晴れないだけではなく、「興味の喪失」が起こっている場合はさらに注意が必要です。

この興味の喪失の症状を「アンヘドニア（anhedonia）」といいます。ヘドニア（hedonia）とはギリシャ語で「感覚的な快楽」のことです。アンは否定的な意味ですから、アンヘドニアは快楽を感じない状態、という心の症状を指します。精神医学的には、この状態が見られる場合、うつ状態になっている可能性を考えます。自分のやりたくないことや好きではないことは、快楽を感じなくて当たり前なのですが、アンヘドニアは自分が本来好きなことですらも、楽しみを感じなくなっているという状態で、危険信号と言えます。

たとえば、食べるのが好きで休日に食べ歩きを趣味にしていた人がそれを楽しめなくなったり、自宅で映画を見ることが好きだった人がそれをしたいと思えなかったり。もちろん一時的に落ち込んでいる場合はこのようなことは誰にでも起こりますが、これが常態化するとアンヘドニアの症状が出ている可能性を考慮しなければなりません。

もしこの状態になっている場合は、ちょっと今いけない状態ですよ、無理しちゃいけないんですよ、というSOSの信号と捉えていただくことが大切です。できる限り早めに、専門家や信頼のおける周りの方に相談していただきたいと思います。

しかし、そこまではいっていない、趣味は楽しめるがどうしても嫌なことが頭をかすめるという場合は、ご自身による工夫で解消できるかもしれません。まずは根本の問題が何なのかを検討し、それによって生じている自分の感情を見つめてみましょう。

自分の心にある根本的な問題に向き合う

私の診察室にいらっしゃる方も同じような悩みを抱えています。例えば雑誌で書かれているラグジュアリーなホテルでブランチを楽しんだり、インスタ映えのする写真をあげてみたり、新しいアクティビティに参加してみたり。もちろんそれは素晴らしいことですし、楽しんで行っている分には100点！　ですが、実はそれを行ってもあまり気晴らしにならないという方も沢山います。

これは、「否認」という心の防御機能が働いているからと考えられます。否認とは言葉の通り、認めないということなのですが、何を認めないかというと自分の感情です。**つまり自分自身の感情、辛いとか、嫌とか、悲しいとか、目をそむけたくなるような感情を否定して、気晴らしをしようとしているわけですから、なかなか気分転換にはなりにくいということです。**

先ほどの例でいうと、いったんは精神的充足を得たような気になるのですが、実は根本のさみしさ、苦しさが解消されたわけではないため、気晴らしをしてもまた辛い気持ちが湧いて出てくるんですね。

同じような例で、アンガーマネジメントという言葉をご存知でしょうか。アンガー（怒り）をコントロールする手法で「怒りがわいたら6秒数えて待ってみる」といった方法で怒りを軽減するなどの手法です。

これはとても有効で、自分の怒りというネガティブな感情に振り回されないで過ごすことができる方法です。

しかしこのアンガーマネジメントは、心に対して長期的に負担をかけるような課題に対しての怒りの場合、うまく働かない可能性があります。

というのも、この技法は一瞬湧き出た怒りに対して、注意を他の方向に逸らすことで怒りの感情を和らげ、その怒りから派生する問題を起こさせないためのスキルだからです。

つまり、怒りのもとになっている根本的な課題を解決する手法ではないのです。そのため、一瞬怒りが消えたとしてもまたポコポコと、怒りの泉のごとく湧き出してくる可能性があるというわけです。

怒らないということも重要ですが、自分の心にある根本的な問題にいつかは向き合わないと、本質的な課題解決には結びつかないこともあります。

そのためにはやはり見てみぬふりをしていた辛いことに、時には向き合う必要があります。

でもそれをしたくないから気晴らしをするんじゃないか。

と思われるかもしれません。確かにそうですね。

しかし、休日に気分転換をしているようで、実際には疲れを溜めたまま週明けを迎えたという経験があるようでしたら、時間の過ごし方を見直してみることをお勧めします。疲れの原因をしっかりとなくす方法を身につければ、すっきり爽快な気分で新しい一週間を迎えることができるからです。

皮肉なことに、自分自身で向き合いたくない、蓋をしたいことに一人で向き合うのは非常に難しいものです。それはあなただけではなく、人間誰しもそうなのです。

ですから、今自分一人で解決できないことはご自身の弱さや対処能力に問題があるわけではありません。

私たち人間は誰もが、人と人との縁の中で生きていると知っておくことが大切です。

助けが必要なときには、誰か信頼のおける人に相談してみましょう。そういう人にお話をしたり、場合によっては精神科医やカウンセラーなどを頼ったりするのもよい方法です。自らの中に抱えた問題を、いったん他者に話すことで外に出して客観視することができるからです。そうした取り組みを経て、はじめは一人では向き合えないと感じていた問題に対しても、自ら取り組んでみる勇気が湧いてくるかもしれません。

とはいえ、今この書籍を読んでくださっている皆様は、まずは自分自身でどうにか今のお悩みを解決したいと思い、手に取ってくださったのだと思います。そこでこの本では、読み進めることで無理なく自分の心の在り方に気づけるように、また、自分に対して客観的な気づきをもっていけるように、様々な角度から自分の心との向き合い方をご紹介していきます。

たとえば、ご自身の自己肯定感の高め方や、マルチタスクからシングルタスクに切り替えて気づきの力を高めていく方法、物事の新しい捉え方、などです。読んでいる中で、もし自分にはこれがあっていそうだな、と思ったものがあればぜひ読んでいる途中でも試してみてください。きっと、今までの日常では気がつかなかった自分の心のありように気づくことができると思います。

さらには、この本を読み進める上で常に心にとめていただきたいことがあります。

それは、自分に思いやりの心を向けるということです。思いやりの心を持つことで、ありのままの自分を受け入れることができるようになります。

少し漠然としたように感じるかもしれませんが、これから詳しくお話ししていきますので、今は難しく考えなくて問題ありません。ただ、「何で自分はできていないのだろう」「自分を変えなくてはいけない」「もっと頑張らないと」などと思う必要はありません。

むしろ、「自分は普段とっても頑張っているんだな」「自分はこんなつらい思いをしていたんだ」「少し足を止めて休みたかったんだな」と自分の心のありように気づいて、その感情や記憶に思いやりの気持ちを向けて読み進めていただきたいと思います。

自分に対して思いやりの心を持つことが、疲れない生き方の秘訣であるということを最初にお伝えしたいと思います。

悲しいときは悲しさに浸ってみる

誰かと別れたり、言いたいことがわかってもらえなかったり、仕事で失敗して落ち込んでしまったり、そんなネガティブなときこそ、その辛い嫌な感情をどうにかしたいと思うものですよね。私たちは生きていく上で必ずネガティブな感情と向き合うときが訪れます。そんなネガティブな感情に対処するために大切なのが、その感情を持つことを拒否しない、ということです。というのも、人間にとって際限なく続く苦しみは、自分の考えに「禁止」を与えたときにはじまるからです。

私たちは「こういうことを考えてはいけないんだ」「元気にならないといけないんだ」「無理にでも立ち上がらないといけないんだ」ということを強く意識した瞬間に、自分の考えを抑圧してしまいます。しかしこれが逆効果で、この抑圧こそ、自分を痛めつける大きな一因になるのです。

誤解を恐れずに端的に申し上げるとすれば、「悲しい時は悲しさに浸ってみる」ということです。**悲しみに浸るということ自体が、私たちがその後に前を向いて生きていけるようになるための回復のプロセスなのです。**

特に私たちは、その考えを持つことによって苦しくなると予測される考えに対しては、より強く抑圧をかける傾向にあります。これは自分が意図的にやっているわけではなく、幼少期から今に至るまでの様々な経験によって身につけた、ストレスに対処しようとする無意識の作用によるものです。日本人の場合、この抑圧という方法をとる人が特に多いと考えられています。

たとえば、日本には「耐え忍ぶ」という言葉があります。「耐える」の方は、我慢するという言葉で海外にもありますが、忍ぶの方は「人目につかないように身を隠す」という意味で、このニュアンスを日本語以外でうまく表現することは難しいそうです。

つまり、「耐えていることを見せない」という美的感覚が、日本人である私たちには根付いているために、自らの辛さや苦しさの感情を表に出すことが苦手な民族と考えられるのです。

現代は昔と比べて心理的な特性が変わってきたといわれますが、やはり今でも日本人は他の国の人々と比べて抑圧の傾向が強いことは、私が診療の中で20代以下の青少年と対話しながらも日々感じる印象です。

しかし人間である限り、誰だって本当は自分の持っている辛さを互いに表明し、共有することが助け となって、自らの感情と向き合うきっかけになるものです。

本当に苦しくて、一人では抱えきれないと感じたときには、一度開き直ってまわりの人に話を聞いてもらったり、同じような思いをしている人と分かち合ったりする勇気を持っていただきたいと思います。そうすることで、やがては自分はいま悲しいんだということを自らしっかりと認識し、どのようにしたらその悲しみを手放せるか、見極めるための足がかりとなるはずです。

辛さをはっきりと自覚をすることで、一時期は辛くとも、だんだんと時を経ることによってその辛さが和らいでいく可能性があるからです。

これは無理やりポジティブになることとは違います。

辛い、悲しい感情に蓋をして無理やりポジティブに考えるのではなく、ネガティブな感情をきちんと受け取って、向き合い、乗り越えたとき、私たちは自然とポジティブに考えられるようになるのです。

ですから、悲しいときは悲しみに浸り、何もしなくてよいのです。

悲しいときには悲しみに深く入り込んで寝て過ごしたり、泣きじゃくったりしてもいいということを、心に留め置いていただきたいのです。

大切なのは、適切な感情表現を通して、人間はつらさを乗り越えることができるということです。

それをしないで、ぐっと記憶の奥底に封じ込めてしまった場合、その記憶はトラウマのように、いつまでも風化しないで鮮明に思い出されるタイプの記憶と化してしまう可能性があります。外傷後ストレス障害、いわゆるＰＴＳＤの患者さんによく見られる現象ですが、辛い体験からどれほど時間が経過しても、ふとした瞬間に、たった今経験しているような鮮明な体験として心の中に出現するようになってしまうのです。いわゆる「フラッシュバック」というのがこれにあたります。

また、どんなに感情を自分で見つめることが得意な人でも、あまりにも辛い体験をした際には、自動的にトラウマ記憶となってしまう可能性があります。

たとえば目の前で大きな事故が発生した、目の前で人が死んでしまうところを見た、命の危険を感じるような暴力を受けた、地震や津波といった大きな災害に遭ったなど、抗うことのできない辛い体験は、心の根底にトラウマとして残るため、ときには専門的な治療が必要となります。

こうしたトラウマ化した記憶を無毒化するためには時間をかけた取り組みが必要となるでしょう。一方、私たちが日々体験する悲しみや焦り、怒りといったネガティブな感情を伴う体験は、蓋をしないでしっかりと見つめてあげることで、徐々にその苦しみを緩和していくことができます。

私のような精神科医は、患者さんが日頃心の中に押し込めて、見ないほうがいいと思っている辛い体験の記憶や悲しみを、一緒に観察するためのパートナーの役割を担っていると考えています。

だから私が治しているというよりは、私はただそこに立ち会って、ご本人が自らの取り組みによって回復していかれる過程を見届けているのだと思います。

悲しいことがあったり失恋したりして落ち込んでいるときは、誰でも苦しいし、少しでも早くその苦しみから抜け出したいと思うものです。そんなときこそ、苦しんでいるということ自体が回復の過程であり、しっかりとその感情を受け取ってあげることで、自らが少しずつ癒されてゆくということを知っておいていただきたいと思います。

禅僧コラム

禅的な考えが今求められているワケ

今、世界的に「禅」という考え方、価値観、思想が広がっています。かの有名なスティーブ・ジョブズ（アップル社の共同設立者の一人）も禅の教えに従って瞑想を実践していたといいます。

とくに欧米の人たちがなぜ今これほどまでに禅に興味を持っているのかといえば、禅的な考え方が今の時代にマッチしている、もっといえば、そのような考え方を取り入れなければならない局面に時代が突入しているからではないかと考えています。

禅と聞くと一見宗教のように見えますが、禅を宗教的な文脈ではなく、自らの心や身体と向き合い、整える、「世界最古の自己啓発」として眺めてみると、誰にでも縁のあるものとおわかりいただけるのではないかと思います。

もともとは仏教の開祖であるブッダ（お釈迦様）が、自分自身の救いのために、自らの心を細やかに丁寧に観察する瞑想がルーツになっています。やがてそれをお弟子さんたちに伝えるようになったのですが、ブッダが伝えたのは「自分の心を自分で観察しましょう」ということでした。「こう考えなさい」とか「この誓約を立てて守りなさい」といった絶対的な条文や契約はありませんし、聖書のような教科書も存在しませんでした。それが様々なお弟子さんたちにより広く伝わってゆく中で、いろいろな宗派に分かれたり、のちの人の手によって教科書（「経典」といいます）がつくられたりしていきました。

禅とは、ブッダの時代から約千年を経て、もう一度ブッダが大切にした「自らをあるがままに見つめる」というスタンスに立ち返って、苦しみを手放すための修行をしようという考え方を重んじた達磨大師（「だるまさん」のモチーフになったお坊さん）という人が、インドから中国へと持ち込んだものです。それからさらに1500年の間に、日本の文化や武士道精神と融合しながら護られ続け、現在に至ります。

禅以外にも人々を救う宗教が世界中に存在しますが、多くの宗教は「契約」を重んじています。つまり、ルールや禁止事項が明確に経典などに書かれており、教祖や神といった超越的な存在に対しての畏敬の念や忠誠を重んじています。こうした契約の宗教の考え方は、人間が自らの力では抗うことのできない大きな困難に直面した際、大きな精神的支柱となり、救いの道を示してくれるものです。

しかし、現代のこのグローバルで非常に変化の速い、多様な文化的背景を持った人が入り混じって生きる時代においては、こうした従来の宗教的考えだけでは心の安寧を保てなくなっている部分があるのではないかと思います。

自らがあるがままの自分と向き合うことで、自分の持つ本来の可能性を見出していくという、禅の根本にある考え方を柔軟に取り入れることで、より幸せな人生を導くことができると、多くの人が気づきはじめているのではないでしょうか。

欧米には、「ナイトスタンド・ブディスト」と呼ばれる人たちが何百万人もいるとされています。この言葉は、「仏教徒とは自認していないが、仏教的な習慣を持っている人々」という意味を持っています。キリスト教やイスラム教といった昔から大切にしてきた信仰を守りながらも、夜寝る前にはベッドの横に座って、スタンドの明かりのもとで静かに坐禅をするというライフスタイルを持つ人が増えているのです。

たとえ禅宗に改宗しなくとも、生活の中に禅の智恵を取り入れることは信仰の別にかかわらず可能である。そんな大切なことを私自身、欧米の人たちの在り方から学ばせていただいたように感じます。

自分の本当の心に気づく

先ほど、悲しいときは悲しみに浸るように、自分の感情と向き合うように、とお話ししました。しかし実際には、その感情をどのように出したらいいかわからないという方のほうが多いのではないでしょうか。

たとえば、怒りを感じているのにどう怒っていいかわからない、または、泣きたいのにどう泣けばいいかわからない、などです。

正確にお伝えすると、もともと知っていたがわからなくなってしまった、という表現になるかと思います。子供の頃は泣きたいときには素直に泣いていたのではないでしょうか。

これは人間が持っている自我機能の変化によるものと考えられます。

自我機能を一言で説明することは大変難しいのですが、極めてシンプルに表現すれば「自分の存在を認識し、他者と関わっていくための心の機能」と言えるでしょう。

この自我機能が乳幼児期、学童期、思春期と次第に発達していって、青年期、つまりおおむね30歳前後で完成すると考えられています（その先も成長していくと説く専門家もいます）。

この自我機能の中でも非常に大切な要素、それが「理性の力」です。

この理性は私たちに理論的に考えることを促し、社会的なコミュニティにおいて周りの人とうまくやっていったり、物事をクリアしていくために不可欠なものです。

その一方で、私たちは理性が発達していくことで、感情を上手にコントロールしようとします。

いい意味でも悪い意味でも、ＴＰＯに応じて振る舞えるようになるということです。

ところが、自我機能がしっかりと発達していないと、感情をうまく統制する理性の機能が十分に備わっていないので、ちょっとしたときにパニックになってしまったり、我を忘れて泣いてしまうといった反応を示したりということになります。

そうではない限りは、私たちは自我機能によって感情が統制され、今が感情を出していいときなのか、そうではないのか、常に感情が理性の監視下に置かれています。

特に大人になると、大人らしい振る舞い、つまり理性的で感情に流されずに、常識的に考えて正しいとされる言動を求められるものです。しかしながら、それがあまりに常態化してしまうと、感情と理性の切り分けが難しくなってしまうこともしばしばです。つまり、どんなときに理性の機能を発揮して、どんなときにあるがままの自分でいてよいのか、その線引きができなくなってしまい、常に理性的なモードでいるよう心にインプットされてしまうのです。こうして私たちは、社会の中でだんだんと感情を表に出すことが苦手になってしまうというわけです。

つまり自我機能が発達していく限りは、うまく怒れなくなる、泣けなくなるというのは当然の現象として起こることで、決してご自身だけに起こることではありません。

これは社会的な立場で生きていくにあたって必要な機能ですが、ときには安全な場所で、この自我機能の監視を外してあげて、あるがままの、本来の自分に立ち返る方法として、自分の心を見つめてみることが大切です。「自分は今こんな感情を持っているんだ」といったことを、しっかりと認識するということです。

これは、この本の最初にお伝えした「疲れに気づく」のと同様に、「自らの本当の心に気づく」ということを意味します。

「今、自分の心が苦しいんだな」ということに気づいてあげる、そして、そうした気持ちを持っている自分自身を認めてあげましょう。

「気づく」ことの大切さをお伝えしてきましたが、それとセットで行っていただきたいのが「受け入れる」ということです。

気づいたものをことさらに拒否したり、抵抗したりしないようにするのです。

これらが自然と心の中で実践できるようになれば、きちんと自らの苦しみに気づいて、今だけは本当の、まっさらな自分に戻ろうという意識を持って過ごすひとときが生まれます。それはそのまま、自分自身に癒しを与えることにつながるわけです。

とはいえ、今から好きに感情を出してください、といわれても難しいものですよね。たとえば、カウンセラーさんから「なんでも思いついたことをおっしゃってくださいね」といわれても、はじめは何をいえばいいか戸惑ってしまうのではないでしょうか。

カウンセリングにも様々な手法がありますが、もっともオーソドックスなスタイルのカウンセリングは、基本的に本人からのお話をカウンセラーが傾聴するのが主体で、「どうぞ好きなことをお話しください」というスタンスです。

しかし、感情を出すことを理性の力で封じ込めてしまっている方の場合、いくらご自由にどうぞといわれても、感情の出し方がわからず、何も出てこないということが少なくありません。とりわけ日本の「耐え忍ぶ文化」の中で育つことで、この傾向は顕著になっていると感じます。

私がクリニックで診療に携わる中で感じるのは、とりわけ30代以上の成人男性において、ご自身の心の中にあるはずの辛い感情について話すことが苦手な傾向があるようです。

「いや、特に困っていることも思い当たらないんですよね。最近も忙しくしているんですが、順調だと思います」

という風におっしゃるのですが、実際には言葉にできない不調や違和感を抱えているからこそ、受診にいらっしゃったわけで、行動と発言の内容とが乖離していることが少なくありません。心に引っかかっているものを自分の外側に出して明確化することが、自我機能によって難しくなっていることが垣間見えます。

そこでこうした方に私がよくお勧めするのが、「笑いヨガ」です。

これはポーズを大切にする一般的なヨガ（ハタヨガなど）とは違って、とにかく思いっきり笑うということを重んじるヨガです。何かおかしいことがあるわけではなくとも、思いきってまずは笑ってみる。

そうやって感情のストッパーをゆるめてあげて、普段は無意識に抑圧している感情を引き出しやすくするのです。そこで初めて、「あ、私は本当は心から笑いたかったんだなぁ」と気づける方が少なくありません。あるいは笑っているうちに涙が出てきて、「思い切り泣きたかったんだ」と気づく方もおられます。

もちろん、最初から上手に笑える方はむしろ少ないと思います。たとえば、いつも会社などで重要な役職や地位についている方が、急に爆笑モードに入るというのは容易ではありません。でも、笑いヨガは一人でするよりも、大勢の方が一堂に会してみんなで笑いましょう、という場の雰囲気が形成されていくところに大きな魅力があるのです。大人として自我機能が発達している人たちだからこそ、「ここでは誰もがとにかく大笑いするのが決まりです」とルールを決めてもらえれば、その中で思う存分感情を出せるというわけです。

近年特に、日本社会における同調圧力の強さが指摘されています。多くの日本人が、ルールを重んじる文化の中で生きていることを実感する場面も多いように思います。しかしそれを逆手にとってみれば、ルールや法則、基本的概念といったものが与えられることで、安心して素直な心でそれに取り組めるという性質があるとも言えるのではないでしょうか。

社会人としてきちんと仕事を持っていて、組織における立場もあると、普段なかなか手放しで大笑いはできないかもしれません。だからこそ笑いヨガという、大笑いすればするほどよいとされる枠組みの中に入ってみるというアイデアは、こと日本人にとっては非常に優しい感情の開放方法になるのではないかと思います。

私も数年前にマインドフルネス講座を受けにきて下さった先生から笑いヨガを教えていただき、体験したことがあります。がむしゃらになって一生懸命笑ってみると、小さいころにまわりのことなど何も気にせず無邪気に、声がひっくり返ってしまうくらい笑っていたことを思い出すことができました。そして心から、「あの瞬間こそが、自分には必要だったんだな」と気づきました。

このように理屈はともかく、まずは実践をしてみて身体で学ぶという心理的アプローチのことを、「行入」といいます。行いから入るから行入です。一方、理詰めで学び、習得するアプローチを「理入」といいます。

笑いヨガはまさに行入の典型であり、とにかく実践してみるところからはじめ、それによって自らの心に生じた感情に気づくことで、次第にありのままの自分と繋がることができるようになるのです。

「ありのままの自分と繋がる」とは、今自分が抱いている思考だけではなく、感情に対しても素直になることを意味します。

もちろん、誰でも笑いヨガでうまくいくというわけではありません。カウンセリングを受けることが自らの感情に気づく方法としてフィットする人もいれば、日記やブログを書いて文字化することがフィットする人もいます。

大切なのは、一つの方法にこだわらずに色々と実践してみることで、自分の感情をきちんと出すことのできる場を見つけることなのです。

禅僧コラム

行入と理入

仏教の修行においては、「行入《ぎょうにゅう》」と「理入《りにゅう》」という考え方があります。

行動から入る手法が行入で、理論から入るのが理入です。しかしこれは修行に限ったことではなく、私たち人間はあらゆることを学ぶときにも、実際に体験して理解する場合と、頭で学んで理解する場合とがあります。

例えば、「リンゴ」についての説明文をネットで探して読めば、リンゴというものの味をある程度推測することはできると思います。甘く蜜があり、それでいて酸っぱさもあり、みずみずしくて、鼻に抜ける蜜のにおいがして……

とはいえ、どんなに知識を入れても、本当の味は実際に食べてみないとわからないですよね。それは自分が想像していたよりも甘いかもしれませんし、酸っぱいかもしれません。

この場合、説明を読むのが理入、実際に食べてみるのが行入というわけです。

理入（知識からの理解）と行入（実践による理解）のどちらのアプローチで学ぶのがよいのかは人それぞれ異なりますし、置かれた状況によっても異なりますが、自分はどちらが得意なタイプなのか、その傾向を知っておくことは、物事を理解する上で大きく役立つはずです。

とはいえ、重要なのは、ウェイトの差こそあれ、誰でもその両方の性質を持っているということです。これは先ほどの禅僧コラムにも載せた達磨大師という高僧が説いたとされる教えに基づいています。現代の言葉で表現すれば、「理入と行入を両立して学ぶことが、心の成長にとって非常に大切である」ということになります。

たとえどちらか一方の学び方のほうが得意であっても、理入と行入の両者が必要なのであり、場面や状況、自らの心の在り方によって、上手に使い分けることが肝心ということです。

ネガティブな言葉を言い換えてみる

まわりの人と比較して、「あの人みたいになるにはどうしたらいいだろう……」と思うことはないでしょうか。

特に几帳面だったり神経質な方の場合、その繊細さが（本当はそれは能力なのですが）自分を気疲れさせてしまったり、細かいことにくよくよしてしまっている自分を責めてしまって疲れさせるのです。

ここではそんな几帳面、神経質な方への対処法をお伝えします。

几帳面、神経質と対象となる言葉として、「いい加減」（過敏にならずに適度に気にしている）という言葉が使われたりしますね。この言葉は良い意味でも悪い意味でも使われることがありますが、現代の複雑な人間関係の中ではある程度「いい加減」という状態は、生きやすい能力のように思えます。そんな方を見て、几帳面で真面目な方は羨ましく思ったり、自分もああなりたいと思うかもしれません。

しかし、「適当」とか「いい加減」といった考え方は、生まれ持った「気質（心の性質）」に、何十年もの人生経験によってつくられた「性格」が相まって、無意識のレベルで発揮されるようになったものです。つまり、意識的に「いい加減になる」ということは、ほとんどの場合できないという回答になります。

あなたの勤勉で真面目で、几帳面な思考のスタイルを、たとえば30歳の方なら30年かけて培ってきたわけです。いい加減でいいんだよといわれてすぐにいい加減になれるほど、私たちの心は単純にはいきません。

無意識にもとづいてそう振る舞っているわけですから、意識して変えることは極めて難しいのです。

たしかに、世の中にある数々の自己啓発本や、心が楽になる考え方について書かれた本を読んで、物事の真実を捉えた言葉を目にしたり、素晴らしい教えに触れることは、「よし、自分も考え方を変えてみよう」と思い立つ、良いきっかけになると思います。

しかしながら、単に「いい加減になればいいんだよ」と書かれたものを読むだけでは、残念ながらあまり効果をなさないでしょう。

では、いい加減になることが難しいのであれば、他に何ができるかを考えてみるというわけです。ところが、そもそも考え方を知るだけでは自らを変えられないというのが前提になっています。だからこそここは、前のコラムに書かせていただいた、「行入」の要素をとることがお勧めなのです。**行動を変えてみるのはもちろん、発言の内容にひと工夫加えることで、言葉の力を借りて自己暗示的に、考え方の傾向を柔軟なものにしていく方法です。**

たとえば、「私はだめなんだ」と思ったら、「ちょっと言い換えられないかな」と考えてみて、実際に言葉遣いを変えてみてはいかがでしょうか。ちょっとした言葉遊びをしているような意識でも効果があります。

考え方のフレーム（枠組み）となる言葉の使い方を積極的に変えてみることから、「リフレーミング」といわれている手法がその一つです。今のネガティブな言葉をどうにか言い換えられないか頭の中で考え、実行してみるのです。

このリフレーミングについて、かつて私が主治医として治療させていただいた、あるビジネスパーソンの方を例に挙げて、具体的に考えてみましょう。

ある大きな会社で営業を担当していた若い社員の方は、「私はプレゼンが苦手だ」

と感じるようになってから、他社に出向いて商品のプレゼンをするのが非常に不安になってしまい、緊張して声が震え、やがてプレゼンが予定されている日の朝、出社することも困難になってしまったということで、私のクリニックにいらっしゃいました。そこで私はこの患者さんに、（少量のお薬も併用しましたが）リフレーミングの方法をアドバイスし、取り組んでいただきました。

まず、「私はプレゼンが苦手だ」いう考えが浮かんだとして、どうにかしてもう少しネガティブな印象を軽くする言い回しはないか、検討していただきました。そのためには、何をもって「苦手だ」と感じているのか、事実に基づいてしっかりと自己分析してもらったのです。すると、プレゼンという業務の中でも、「質疑応答がとくに苦手だな」と感じていることに気づきました。と同時に、パソコンでデータをグラフ化して見やすくしたり、プレゼンのための会議室の確保、座席や機材の設営、配布物の用意などは難なくできるし、あらかじめ用意した流れに沿ってスライドを解説するのは比較的得意だということにも気づかれました。

そこであらためて最初に抱いていた「私はプレゼンが苦手だ」という考えを言い換えてみると、**「私は、想定外の質問が来たときに不安が強くなるけれど、それ以外の**

プレゼンに関することは概ね問題なくできそうだ」という考えが浮かびました。

この「心の中の言い換え」によって、ただ漠然と不安に思っていたプレゼンという業務に関する、自分の課題を明確化することができた彼は、経験豊富な先輩からよくある質問を教えてもらったり、相手先の企業でも前からよく知っている社員さんに頼んで、会議で訊いてみたいことをあらかじめ社内で軽くヒアリングしてもらったりして、プレゼン後の質問に対する備えに力を入れました。

その甲斐あって、彼の他社での営業プレゼンは、内容の安定感と誠実な姿勢が好評を博すようになり、次第にプレゼンに対する苦手意識が和らいでいきました。そして約1年が経つ頃には、想定外の質問に対しても試行錯誤して回答を試みることにやりがいを感じられるようになって、今では通院も必要なくなりました。

リフレーミングによる思考法の工夫が成功体験を生み出し、ついには苦手だったはずのことが、不安の対象ではなくなったという一例です。

大切なのは、どのような心理的アプローチも日々の積み重ねだということです。

はじめのうちはうまく考えを変えられなくて当然なのです。それでもコツコツと実践を積み重ねていく過程で、ネガティブで固まっていた心がほぐれていったり、「自分はそんなに捨てたもんじゃないぞ」と思えるようになっていく。毎日の積み重ねによって何か月も何年もかけて、だんだんと心が氷解していくでしょう。

自分を責めていることに気づくことで心が楽になる

もしこうした手法をしばらく試みても、全く気持ちが晴れないようであれば、もう一つのアプローチもお勧めしたいと思います。それは自分自身を責めていたことを知るという、意外なくらいシンプルな方法です。

ここで大切なのは、「自分はいい加減ではない」という事実が問題なのではなく、「いい加減になれない自分を責める（悩む）」ということ自体が、心を苦しめる最大の要因だということです。

当たり前ですが、本当にいい加減な人は、そもそも自分がいい加減かどうかについて悩むことはまずありませんよね（笑）。

ただ、自分を責めてしまいがちな人でも、四六時中ずっと自分を責めているわけではなく、責めることを忘れている時もあるはずです。

そこで、自分を責めてしまったり、自分のことで悩んでいるなと気づいたときには、それを意識化（見える化）することがお勧めです。

例えば電車に間に合わなくなりそうで、急いで駅へ走っているときは、電車に乗ることで精一杯ですから、自分を責めてはいません。しかし電車に乗って一息ついた頃に、「支度が遅いから、結局走るハメになってしまった。ダメだなぁ私って」と思い始めるわけです。

そこで自責の念にハマってしまって、電車に乗っている間ずっとグルグルと思考していると、心はどんどんとネガティブな思考によって疲弊してしまいます。でもどこかで、「私は今、心の中で私を責めている」という事実に気づくことができたなら、その瞬間、自分のネガティブな思考や感情と少し距離を置けるようになります。こうしたことが手掛かりとなって、だんだんと自分を責める気持ちも落ち着いてくるというのが、私たち人間の心のメカニズムなのです。

しかしながら、一度は自分を責めているという事実に気づいても、またすぐに追い打ちをかけるようにネガティブな思考が襲ってくるために、なかなか自責感を手放せないということもあるでしょう。自分を責めるという心の癖は、長年かけて出来上がったパターンのようなものですから、心の中だけで解消することは難しい場合もあります。

そこで役に立つのが、「思考をあえて行動化する」という手法です。私はこれを「インターベンションブレスレット」という名称でご紹介しています。海外の治療家がこのネーミングを用いていたのを見て、斬新で使いやすいなと感じたからです。

普段生活をしていて、あるときに自分を責めていることに気づいたら、手に付けているブレスレットや髪留めのゴム紐などを、反対側の手首に付け替えるという方法です。

そしてそのまま普通に過ごしてもらい、再び自分を責めていることに気づいたら、もとの側の手首に付け替えるのです。これを一日中、何度でも、その都度繰り返します。一種のルーティンの応用ですね。

よく勘違いされてしまうのですが、これは決しておまじないとか、呪術的な手法ではありません。自分の中でよく起こるけれどなかなか修正できない思考パターンに、「普段はあまりやらない動作」を付け加えることによって、その都度、そうした考えが浮かんだということを印象付けてあげるのです。

印象付けることによって「今日はこんなにいっぱい、自分を責めていたな」と気づくことができます。

なぜ、自分を責めているという事実に気づくことが大切なのでしょうか？　それは私たち人間の心には、自分の思考パターンに気づくと、だんだんそれが解消していくという性質が備わっているからなのです。

これを心理学的な専門用語では「対象化」と言います。

私たちは元来、自分の中で起こっていることを観察の対象にするのはとても苦手です。それをいったん、このルーティンの動作に置き換えることによって、自分の外側に出して「見える化」する。これこそが対象化を実現し、心のパターンを見直すきっかけとなり、だんだんと気持ちが穏やかになっていくというわけです。

「なんとなく自分を傷つけている」ではなく、どれくらいの回数、どれくらいの強さで自分を傷つけているか、見える化することによって、自分の中にある問題を外側に出して、客観視することができるようになるのです。

ですから、別にブレスレットを用いなくても、何でも構いません。道具を一切使わ

インターベンションブレスレット

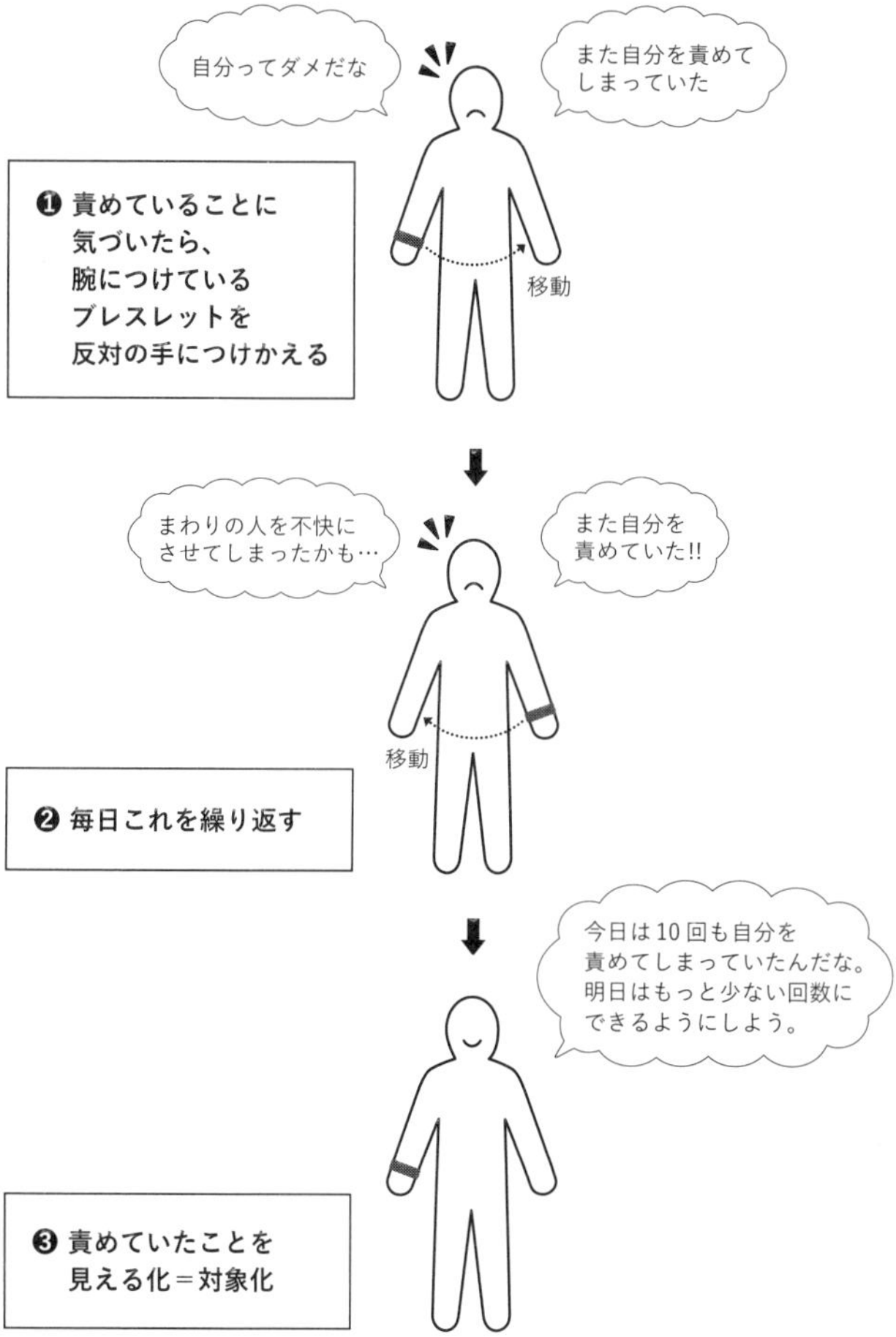
自分ってダメだな
また自分を責めてしまっていた
❶ 責めていることに気づいたら、腕につけているブレスレットを反対の手につけかえる
移動
まわりの人を不快にさせてしまったかも…
また自分を責めていた!!
移動
❷ 毎日これを繰り返す
今日は10回も自分を責めてしまっていたんだな。明日はもっと少ない回数にできるようにしよう。
❸ 責めていたことを見える化＝対象化

なくても、たとえば左手で拳をつくってポンポンポンと3回額をたたくとか、どんな動作でも結構ですから、自分でルーティンを決めておいてやるとよいでしょう。

ポイントは、「いつもはやらない動作」にするということです。咳払いをするとか、ため息をつくといった行動は、日頃から無意識によくやっている方が多いですから、ルーティンには不向きというわけです。

ちょっとした小技ではありますが、やろうと思ったその瞬間からすぐ取り組めますし、無理をして悩みを気楽に考えようとするよりは、ずっと手軽でお勧めです。

気楽に考えようと頑張るよりも、「こんなに気楽じゃないんだ」「こんなに自分はつらい状況にあるんだ」と知ることの方が、心の疲れを癒す近道なのです。

何かをしたいという感情を引き出す

悩みの9割は人間関係といわれるとおり、今この本を読んでくださっている皆様の中にも、悩みが他人との問題である方は多いのではないでしょうか。

その悩みを解消するために、今の環境を変える方法（たとえば転職や部署移動、思い切って海外への挑戦など）もあるでしょう。しかし、環境を変えるというのはとても大きな決断であり、自分の収入やキャリア、まわりの人との関係も変化させてしまうものです。わからない未来のため、とても不安も大きいものでしょう。何より、仕事や会社自体は好きで、自分はもっとそこで頑張りたいと思っている場合、その志は素晴らしいですが、人間関係によるストレスと相まって、身動きが取れなくなってしまうこともあります。

私のところにも、同じように悩む方が来られます。

私はそのような方に対して、本当に今の環境に居続けることがご自身にとって良いことなのかどうか、立ち止まって考えていただく時間をつくることを提案しています。たとえば、今年度頑張れば人事異動があって別の部署に行けるかもしれない。あるいは、今この部署で辛い状況だけれど、頑張って実績を出すと次は自分の目指していたポジションにキャリアチェンジができる可能性がある。といった、ご自身にとっての希望や、一つのゴールと思えるような予測が立てられるのかを検討いただくのです。

私はこれを「目標設定のワーク」と呼んでいます。

私たちは日々を忙しく過ごしていると、どうしても自分の目標や夢、希望を忘れてしまいがちです。**でも夢や希望は、私たちが日々を健やかに、意志をもって生きるためにとても大切なものです。それを少しだけ心を落ち着ける時間をとって、思い出してみるワークです。**

やり方はとてもシンプルで、次のように時系列で4つに分けてご自身のやってみたいことを描いてみるというものです。心の中でイメージするだけでも良い変化が期待できますが、紙に書いて見える化するとさらに効果的です。

ワーク①：できれば今すぐやりたいこと（今日か明日にでも）。もしくは、やらなければいけないこと。

ワーク②：何か月後か（もしくはその間）にできていたいなということ。または、実現させたいこと。

ワーク③：十年後に達成していたらいいなと思うこと。

ワーク④：一生かけてやりたいこと（人生の目標）

ワーク①の「今すぐやりたいこと」では、たとえば、「ハンバーガーを食べたい」とか、「汗をかいたからすぐお風呂に入りたい」とか、「疲れたので寝たい」といった具合に、ごくシンプルな思いつきで書いていただければOKです。このワークは、たった今、自分の中にある「何かをしたい」という感情を引き出すためのものだからです。

二つ目以降のワークでは、未来に対する思いを順番に書いていただきます。人によっては、最初はこれが上手く書けないという方もいると思います。だからこそ、繰り返し実践することが大切です。とりわけ、普段から自分に我慢を強いる傾向が強い方は、意識下でやりたいと思っていることを抑え込んでしまっています。それを吐き出すのがこのワークの狙いですから、毎日ではなくても週に1回とか、あるいは折に触れてやってみることで、徐々に心の奥底に眠っていた夢や希望が自覚できるようになる可能性があります。ですから、書く度に将来やりたいことが変わってももちろんOKです。何を書くかということよりも、とにかく書き出すことで、心の中に埋没していた「やりたい」という自然な意欲と自発性が、次第に引き出されてゆくことが大切です。

そうしてご自身の「やりたい」を書き出して見える化していただいた上で、ワーク①からワーク④に連続性があるかどうかをチェックしてみます。

今やっていること、何か月後かにやりたいこと、10年後にやりたいことが、まったくリンクされていない、どこをどう紐づけようとしても、今やっていることと将来したいことに関係性を持たせることがまったくできない。そう感じた方は、今やっていることがご自身の人生をかけて続けてゆきたいことなのかどうか、一度ゆっくりと立ち止まって考えてみてもいいのではないかと、将来に迷っている患者さんや相談にいらした方に、私はお伝えするようにしています。

スティーブ・ジョブズは、スタンフォード大学で卒業生に向けた演説で次のような

目標設定ワーク（例）

①今すぐやりたいこと

友達と映画を観に行きたい。犬の散歩に行きたい。

②何ヶ月後かにやりたいこと、実現させたいこと

営業チームで売上のトップに入りたい。

英語のスコアを○○点あげたい。

③十年後にやりたいこと

海外とのかけ橋になる仕事がしたい。

自分で見つけた日本の良い商品を海外に流通させたい。

④一生かけてやりたいこと

地元に帰ってカフェをひらきたい。家族とのんびり暮らしたい。

世界のどこででも仕事ができるようになって、

旅行しながら仕事をしたい。

言葉を遺しました。

私はこれまでの33年間、毎朝、鏡に映る自分に次のことを問いかけてきました。「もし今日が人生最後の日だとしても、今からやろうとしていることをするだろうか」と。そしてもしも、「違う」という答えが何日も続くようなら、ちょっと自分の生き方を見直してみてもいいのではないか。そんなメッセージを彼は、将来有望な一流大学の卒業生に投げかけたのです。

これは世界的に有名なスピーチとして、これまでに何千万回にもわたってネット上で再生されていますが、まさに先ほどご紹介した目標設定のワークと同じことを伝えているのではないでしょうか。

私たちは社会人になると、自分の長期的な目標をあらためて考えることが少なくなります。しかし、人間というのは追い込まれたとき、苦しいときにこそ、人生をかけて本当にやりたいと思えることが、ふっと湧いてくるものではないでしょうか。

かくいう私も、そんな体験を若い頃、年に5〜6回はしていたように思います。学生時代、試験前になると机の前に手書きのメモ用紙を貼っていたことを今も思い出します。「欲しかったラジコンを買う」「沖縄に連れて行ってもらう」「ディズニーランドに行って思う存分乗り物に乗る」などと、試験が終わったらこれをしたい、ということを思いつくままに書き出して、その紙を見返してはモチベーションを刺激して、本当はやりたくない試験勉強にも取り組むことができました。

追い込まれているときに出てくる願望や理想こそが、実は本心から成し遂げたいと思っていた、率直で嘘偽りのない思いであることが多いのではないでしょうか。だからこそ、たとえこじつけでもその将来やりたいことと、今まさにやっていることを紐づけられるようなら、まだその希望に向かって頑張ることができるのではないかと思います。

しかし明日やらなければいけないことと将来のことを、どう考えてもまったく紐づけられないときには、今やっていることに、心の奥底で希望を抱けなくなってしまっている可能性を想定する必要があるかもしれません。

嫌な感情はそのまま受け取りながらも、それと切り分けて、長期的に今の環境や状況に自らの身を置き続けることが、将来の自分にとってプラスになるかを考えてみていただきたいと思います。

もちろん、この問いはご自身にとって、収入や地位、人間関係など現実的な問題に関わってくることですから、すぐに決断するのは難しいことの方が多いでしょう。大切なのは、そういった人生にかかわるテーマについてまったく思いをはせることなく、流されるままに貴重な日々を過ごしてしまうことは、いつか大きな後悔や迷いの念を生み出すことになってしまうことが少なくないということなのです。

認知のゆがみ

他人とうまくかかわるためには相互理解が大切です。しかし、一度辛い思いを経験したことを、他の人との関係にも当てはめて人間関係がうまくいかなくなるパターンも存在します。

たとえば、以前に両親と衝突をしてうまく話を聞いてもらえなかった、教師にも自分の意見を聞いてもらえなかった、という経験を持つと「他人とは結局わかり合えない」というような変容しえない（と自分が思い込んでいる）法則を自分の中につくり出してしまうかもしれません。

つまり、自分以外の他人とうまく関わるための手段として「諦める」という方法をすべての方との関係で選択してしまうのです。これは生きてきた中での経験に裏付けされたもので、私たちは誰しも自分独特のものの見方を持っているものです。

しかし、今お伝えした例のように、ネガティブな結論を導いてしまった場合、自分の人間関係がかえってうまくいかないことも起こってしまうのです。

私たち人間が何かを体験した際に必ず生じる、意識されないうちに自動的に起こる心の反応のことを、心理学的には「認知」といいます。

たとえば車に横入りされた際にイラっとした怒りを感じる場合、車に横入りされた事象からダイレクトに怒りが生じるのではなく、間に認知の過程を挟みます。

日本ではこのタイミングでは入ってこないだろうという前提があるため怒りが生じるのですが、交通事情が違い、車間距離が狭くクラクションが常に鳴り響いているインドの場合、同じことが起こっても、それが当たり前であるため怒りを生じないのです。

出来事に対する感情や反応には
過去の経験に基づく先入観や「心のルール」が介在している

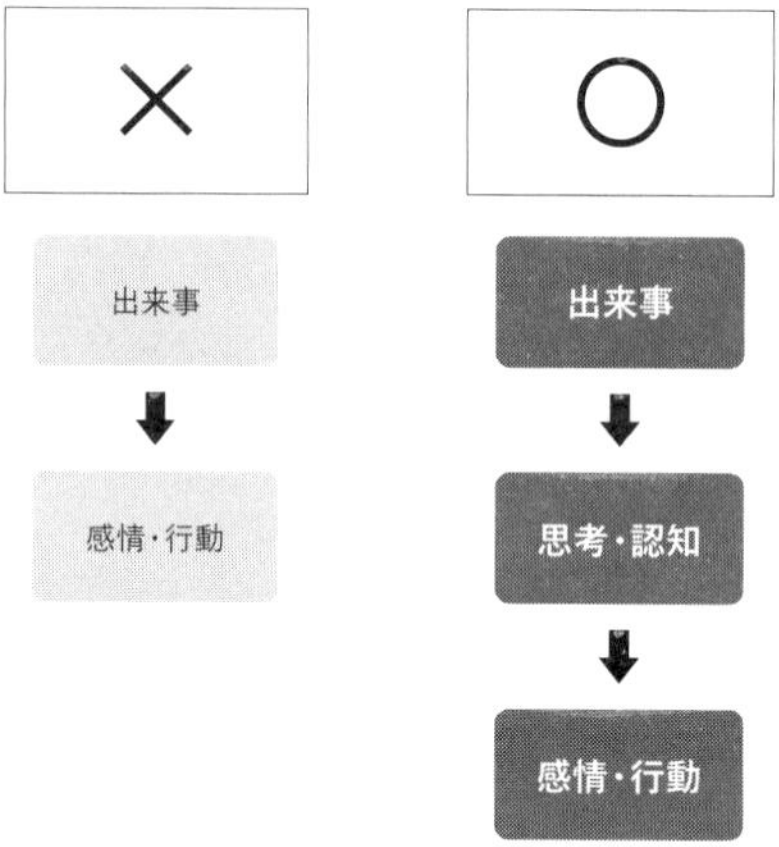

このように、運転一つにとっても、今までの自分の体験からくる先入観や知識によって、体験が修飾されて感じられるのですね。認知とはこの修飾のことを指します。

この認知は他の人とかかわり合いながら生きる上では大切なもので、私たちは誰でも持っているものなのですが、それが良くない方向にゆがんでしまうことがあるのです。たとえばお父さんからすごく厳しく育てられた方は、会社で同じような年上の男性と話をすると、すごく委縮してしまったりします。これは、年上の男性が自分にとって厳しい言葉をかける存在であるという認知を持ってしまっているのです。

または、私の患者さんの中には、自分の会社の社長さんや男性の上司の方には問題なく話せたり素直な意見を伝えることができるのに、直属の15歳年上の女性の上司だけはうまく話せない、怖いと思ってしまうという方もいました。お話を聞いていくと、もともと母親が教育熱心でとても厳しく、はたから見ると順風満帆に育ってきたように見えるのですが、ご本人にとっては母親の期待に応えることだけを目的として過ごしてきた、という過去がありました。この経験が心の奥底に潜んでいて、ご本人も気づいてはいませんでしたが、年上の女性と接する際にその認知を投影してしまったのです。

このように、認知は体験に基づいてポジティブにもネガティブにも変容し得るものです。

その認知が極端にネガティブな性質を持ったものになっている場合、それを「認知のゆがみ」と呼びます。認知のゆがみとは、私たちが世界を見るときに自分の心の奥底で、勝手に解釈や偏見をまじえて判断してしまう「色眼鏡」のことです。

先ほどの、「他人とは結局わかり合えない」というものの見方は、「過度の一般化」

という心の反応パターンに陥っている可能性が考えられます。これは読んで字のごとく、「一つの事柄を、すべてに通じる法則だと勘違いしてしまっている状態」のことを指しています。

身近な人とうまくわかり合えなかった、という経験を繰り返すことによって、世の中の誰ともうまく関わることができないという概念化が心の中に起こる、これこそが一般化し過ぎている状態です。

この一般化の作業が行われると、私たちは無意識にその失敗の体験ばかりを強く印象付けてしまうのです。

理由は人間が生き延びてきた歴史にあります。人間という生き物は元来、自然界の中では身体的に小さくて力も弱く、運動神経の面でも他の野生動物に歯が立ちません。そうした身体的特性を持っていたからこそ、「恐怖」や「不安」といったネガティブな感情を発達させることにより、危機回避能力を極限まで研ぎ澄まして生き延び、ついには地球における支配的な地位を築くまでになりました。

認知の歪みが私たち人間の心に生じやすいのは、もとは非常に合理的な反応だったのです。たとえばヒョウとかライオンとかに追いかけられたら命が危ないですよね。

ですから、ライオンはどんなに歳とって見えるライオンでも、優しそうなライオンでも、見つけたら逃げなければならない、これが一般化の一例というわけです。

しかし、現代においては少々事情が違います。皮肉なようですが、こうした危機回避能力を人間社会の中で発揮やってしまうと、色々な問題が起こってしまい、かえって悩みに繋がってしまうのです。

親子関係では特にこうした反応が顕著です。幼少期、たまたまお父さんにわかってもらえない、お母さんにわかってもらえない、という経験をした人が、大人になってから世の中の誰にも理解されないという思いを手放すことができず、円滑な対人関係を結ぶことが難しくなってしまう。こうした悩みを抱えている方は非常に多くいます。

もちろん、一般化という心の現象自体は本能的な反応であって、最初から無くすことはできませんし、あらゆる一般化がダメというものではありません。ただ、そうした心の特性を自らが持っているということに気づいて、不必要なところまで過度に一般化していないか、冷静にチェックしてあげることが大切です。それによって心で起こる反応を客観視することができるようになり、その傾向をいったんは手放すことができるからです。

このような認知のゆがみは、過度の一般化だけではありません。どのように分類するかは専門家によって若干異なりますが、本書ではぜひ知っておいていただきたい、10個のパターンを挙げておきたいと思います。

この認知のゆがみが強ければ強いほど、ストレスを抱え込みやすい可能性があります。

もちろんこれに当てはまるものが一つでもあったら大問題というわけではありません。極端なものでなくとも、人それぞれ物事の見方に、偏りや癖というものは必ず存在します。ただ、このようにパターンをつくって知っておくことで、そのパターンに該当しないかセルフ・チェックすることができます。自分自身の認知のゆがみの傾向を知っておくことで、「またしてしまった」と気づけるようになり、次の機会に心の反応を修正することができるからです。自らの心に対し、反作用が働くというわけです。

こうした取り組みこそが、その後も同じような歪んだ判断を繰り返さないための助けになるのです。

少し応用編になりますが、さきほどご紹介した「インターベンション・ブレスレッ

認知のゆがみ10パターン

パターン	内容
全か無か思考	**白か黒かをはっきりと分ける** 例：「敵か味方か」「善か悪か」のような極端な判断を下す
一般化しすぎ	**ひとつの事象だけを見て、それを一般的なものと見てしまう** 例：数人の若者を見て、「最近の若者は○○だ」と一般化する
心のフィルター	**ある面だけに注意を注いで、その他の側面を無視してしまう** 例：いつも賛成してくれる人が一度反対しただけで、敵とみなす
マイナス化思考	**いい面があっても、「たいしたことない」と否定する** 例：嫌いな人のいい面は目に入らなくなってしまう
結論の飛躍	**根拠がないのに、相手の気持ちを決めつけて勝手な解釈をする** 例：「上司は私を嫌っている」と勝手に思い込む **「予測」をあたかも「事実」であるようにとらえる** 例：「どうせうまくいかない」と予想して決めてしまう
誇大視と過小評価	**あるひとつの出来事で、破局的な見方をしてしまう** 例：内定が出なかっただけで、この世の終わりのように考える **肯定的な特徴や経験を「取るに足りないもの」ととらえる** 例：TOEIC900点をとったことに対して「こんなの誰でも取れる」と考える
感情的決めつけ	**感情的なことが現実の見方を変えてしまう** 例：気分がいいときは「何をやってもうまくいく」と考え、気分が悪いときは「何をやってもダメだ」と考える
べき思考	**「〜すべきである」という言い方が動機や行動を支配している** 例：「管理職たるもの、少々の熱では休むべきではない」と考える
レッテル張り	**わかりやすいラベルをつけてイメージを固定化する** 例：大企業勤務者を「勝ち組」、そうでない人を「負け組」と決めつける
自己関連付け	**物事は複数の要因が関連しているのに、自分こそが最大もしくは唯一の原因であると考える** 例：自分とまったく関係ないことに対して「私がいけなかったんだ」と考える

ト」の手法を用いて、認知のゆがみに気づいた時、それをルーティンの動作によって見える化することもお勧めです。

そしてさらに積極的に認知のゆがみの修正を試みたい方は、「反証」を立ててみるとよいでしょう。**反証を立てるとは、同じ状況に対して、別の見方ができないかと柔軟に考えてみる作業を言います。**

私も以前、相談者の中に、母親との関係に大きなストレスを抱えた娘さんがいらっしゃいました。聞けばその方のお母さんは、言葉尻では娘や息子に対して、「あんたは何もわかってないのよ」とか、「そんなこと気にするだけ無駄だよ」といった否定的な言葉を口にすることが癖づいていたために、娘さんは反感を持ち続けてきたそうなのです。

このお母さん、実は心からお子さんのことを大切に思って育ててきたのですが、娘の立場にしてみれば言葉で否定されることの繰り返しだったために、大切にされているとは感じることができませんでした。そこで私はこの娘さんに助言をして、一度心の中をまっさらにして、これまでしてくれたことを振り返っていただきました。すると、たしかに自分の大事な記念日にはいつもお祝いをしてくれるとか、経済的に本当に困ったときにお金を用立ててくれたとか、迷っているときには気さくにアドバイスしてくれるといった具合に、思いやりのあるお母さんの側面が見えてきたのです。それからというもの、少しずつこの娘さんは、お母さんに対する感謝の気持ちを持てるようになり、親子関係は改善に向かいました。

これは非常に大事なことで、「ネガティブメガネ」と私は呼んでいますが、ネガティブなことにばかりフォーカスしてしまう自分の心の癖に客観的に気づくことで、相手に対する捉え方が変わっていくことが少なくないのです。もちろん、長年に渡って定着したネガティブメガネを外すことは簡単ではありません。こうしたワークをやってみても、なかなか反証を思いつくことができないというお悩みも多く聞かれます。適切な助言を得ながら進めることで、驚くほどスムーズに認知のゆがみを和らげることができる方もいますから、迷われた際には認知療法(認知行動療法)の専門家に相談してみることをお勧めします。

自己肯定感の課題

前を向こう、ポジティブに考えようと思っても自分の悪いところにばかり目が行ってしまうことはないでしょうか。

そのような場合、もしかすると、知らず知らずのうちに「罪探し」をしているかもしれません。身の回りに起こることを一つ一つ、「自分のせいなのでは？」と厳しくチェックしてしまう傾向がご自身の心の中に無いかどうか、少し振り返っていただきたいと思います。

たとえば、仕事で何かトラブルがあった際に、「自分がうまく対処していれば」「自分が連携できていなかったせいだ」と思い、必要以上に自分を責めてしまっていませんか。

自分だけが原因で発生したトラブルが自分のせいなのは当たり前ですが、自分の失敗に起因してはいないものまで自分のせいだと思ったり、自分がうまく対処できなかったからなのではないかと考えてしまいやすい方は、先ほどの認知のゆがみパターンの「自己関連付け」に相当する傾向があります。ありとあらゆる物事を自分の至らなさと関連付けてとらえてしまうという、ネガティブな認知の一つです。そして、この「自己関連付け」の根底にしばしば見られるのが、自己肯定感の課題なのです。

自己肯定感とは、文字通り自分を肯定する感覚、自分を受け入れる意識です。

誰かと比べて自分の方が勝っているというような相対的なものではなく、「自分という存在は大切である」という絶対的な、確信的な、ゆるぎない感覚です。自分を支える土台となる「心の幹」に当たるものと言えるでしょう。

もし自己肯定感が備わっているとすれば、仕事でトラブルが発生したり、問題を防ぐことができなかったとしても、その状況を客観的に省みて、冷静に事実に基づいた分析を行うことができます。

「これは完全に私のせいだ」と決めつけずに、「こういう人がいて、こういう作業の問題もあって、働き方のデザインや仕事の進め方といった構造自体に課題があるな」といった具合に、建設的な振り返りができるいうことです。

さらには、「自分があそこでこういう風に対応していたら、ミスを最小限に防げたかもしれないから、次のときには実行してみよう」と改善策を前向きに検討することができる。これが自己肯定感をしっかりと育んできた方の発想です。

しかし、これまでの人生経験などの影響により、自己肯定感の課題を残している人の場合、自分を誰かに（あるいは自分自身に）否定されることを極端に恐れるため、感情に左右されやすくなります。理性的な判断が難しくなることは想像に難くありません。

そして、自己肯定感が低いとまわりの人が持っているネガティブな感情も受け取りやすくなってしまいます。

上司や同僚が仕事のことで困惑していると、自分とは直接的に関係がない仕事にもかかわらず、その空気にのまれてしまい、不安や恐怖を感じたりします。**つまり、自己肯定感が十分に育まれていないと、感情に対する防御力が非常に弱い可能性があるのです。**

私たちの脳には「ミラーニューロン」という神経細胞がたくさん存在しており、他者の感情をまるで自分のもののように感じてしまうという性質を持っています。とくにネガティブな感情はインパクトが強く、容易に周囲の人たちに伝播してしまいがちです。

自己肯定感は、こうした拡散力のある感情から自分の心を守る、バリアの役割を果たしてくれます。ただしそれは、相手の感情を跳ね返したり、無かったことにする強靭なバリアではなく、相手の気持ちを上手に受け入れながらも、自分の心の芯はぶれずに穏やかな対応ができるようにしてくれる、「やわらかなバリア」なのです。

だから、自己肯定感の高い人は、相手の感情の部分は自己肯定感のバリアで上手に受け流しながらも、事実関係という名の理性的な部分に対しては、しっかりと観察して状況把握を行うことができます。外から入ってくる情報を上手に統制できるんですね。

大切なことは「自己肯定感はいつからでも、何歳からでも育むことができる」ということです。そしてそれは、自己肯定感を育むための取り組みを日常の中で継続することによって実現します。

私の外来にいらっしゃる、うつや不安などの症状を抱えた方、あるいはトラウマ（PTSD）に悩んでおられる方の多くに、自己肯定感の課題が垣間見えます。ご自身の心の状態を、自分でコントロールできずに悩んでこられたのですから、自信を無くしてしまうこともよく理解できます。自己肯定感のバリアが壊れてしまっている状態とも言えるでしょう。

もちろんその逆のパターンで、自己肯定感が不足しているために色々な出来事を自分のせいだと捉えてしまい、心の負担に耐え切れなくなった結果、うつ状態になってしまったと思われる方も少なくありません。

心の病と自己肯定感の課題は、ニワトリが先か卵が先かのお話のように、どちらが原因か結論づけることが難しい場合が多いのですが、いずれにしても両者は非常に関連性が強いことには異論がありません。

私が精神科や心療内科の臨床においても、自己肯定感を高めることに着目しているのは、症状が改善されるだけではなく、将来の再発リスクも顕著に低下させることができるからです。

自己肯定感を高めることで、たとえ何かに悩みを持ったとしても、それを解決するためにチャレンジする姿勢や、乗り越えるために努力する過程を楽しむ心が育まれるため、幸せに生きるための土台が形成されてゆくのだと感じています。

自分のための時間に自己投資する

自己肯定感を高める方法は、様々な専門家によって研究されています。私が修行時代に集中的に経験させていただいた坐禅はその最たるものではないでしょうか。

他にも認知療法（認知行動療法）などの精神療法や、ヨガなどの伝統的な心身の修養法も効果的です。一方で、特別な修行法や治療ではなく、日常のほんの少しの心がけによっても自己肯定感を育むことはできます。**その最たる方法は、「積極的に自分だけの時間を作ってみる」というものです。**

日常の暮らしから一時の間離れて、心と身体をリフレッシュする時間を持つことを「リトリート」といいますが、私はこれこそまさに自己肯定感を育むために大切な心がけであると感じます。「貴重な時間を、自分のためだけに使っているんだ」という意識が芽生え、自分に思いやり向けることが自然にできるようになっていくからです。

このリトリートという言葉、今でこそちょっと優雅で贅沢な時間のように扱われますが、もともとはポジティブな意味だけでなく、「逃げる」とか、「退避する」といった意味でも用いられていました。

でも私は、この元々の意味にこそ、大切なヒントが隠されているように思うのです。私たちは日頃、人との関係で悩み続けています。いくら努力して調整を図っても、相手にその頑張りを理解されなかったり、攻撃を止めてもらえないという状況だって多々あるものです。重要なのは「いざというときにはサッと退却する」という選択肢を、自分の中に持ち続けることなのではないでしょうか。自分で自分一人の時間を楽しむリトリートは、いざというときのために退却の予行演習をあえてしていると考えてみてください。

これはちょうど学校や地域、あるいは職場で定期的に行う避難訓練と同じです。ある世帯が一年の間に火災に遭う確率は0・04%という試算があるそうですが、ほとんどの人は一生に一度も火災に遭わないということです。それでもいざというときのために避難訓練をしておくことで、安心して過ごせるようになるだけでなく、心の片隅に「もしかしたら火災が起こるかもしれない」という意識を持つことにつながり、火の扱いに注意し続けることができます。

リトリートもこの避難訓練と似た性質を有しています。「いざとなったら、今のこの状況から完全に離れて、自分の心と身体を護ることにしよう」。そんな意識を深層心理に保つことにつながります。大変心の痛むことですが、自らが置かれた状況の過酷さにいつしか心が麻痺してしまい、危機的なところまで自分を追い込んでしまった結果、過労死や過労自殺に至る人があとを絶ちません。自分一人でこの時間を満喫していいんだという環境を、一日でも、あるいはたったの二、三時間でもいいから自らに与えてあげることを通して、自分に思いやりを向ける意識を持ち続けることができます。そしてそれこそが、自己肯定感を芽生えさせる大きな助けとなるのです。ですから、各地で色々なイベントとして行われている一日のリトリートなどに参加すること自体、自己肯定感を高めるという名の「自己投資」といっても過言ではありません。

もっともっと手軽な方法をお話ししましょう。「え、そんなことが？」と思われるかもしれませんが、お風呂の時間を倍の長さにしてみるというのも効果的なんです。

忙しさにかまけていると、ついついお風呂も5分か10分で入らねばと思ってしまったり、時にはお風呂を省略してしまう方もいると思います。でも、お風呂の時間というものは、自分自身の体だけでなく、心までもケアする、貴重な機会なんです。

だからゆっくりと丁寧に洗顔したり、湯船で好きな本を読んだり、お風呂上りに少し時間をかけてお肌のケアをしたりしていただきたいのです。自分のための時間をいつもより少しだけ長めに確保することで、自己肯定感を育むことができるでしょう。

ストレスとつき合う

疲れと聞いて思い浮かぶのがストレスでしょう。ストレスという響きを聞くだけでも心が重くなる方もいるかもしれません。

「今日一日、ストレスなく過ごせたらどんなによいだろう」と思った経験が誰しもあるのではないでしょうか。かくいう私もその一人です。しかし残念ながら、私たちが社会の中で生きる限り、ストレスから完全に逃れることはできません。そして思い出していただきたいのですが、ストレスは実はすべてよいものとなる可能性があります。ストレスは私たちの心を成長させ、生きるエネルギーを生み出すための糧にもなるものです。

大切なのは、ストレスとどうつき合うかということです。ストレスをなくすということはできないにしても、その負担を軽くするためのアプローチが存在します。それは大きく分けて、次の2つに集約されます。

まず1つ目の方法は、自分の願望をすべてそのまま実現させることです。

「元も子もない……!」と思われそうですが、実際にそうなのです。お金を稼いでポルシェに乗りたいと思ったら、ポルシェに乗るのが一番効果的なストレス解消法です。

しかし残念ながら、私たちの人生は、思い通りにならないことのほうがはるかに多いものです。仏教で言うところの「一切皆苦《いっさいかいく》」、つまり生きている限り私たち人間は苦しみの中にいるということです。私たちの欲求や願いというものは、そのほとんどが叶えられないのが現実なんですね。

ではどうしたらいいのか？ 2つ目の方法をご提案したいと思います。

叶わない夢を叶えることに頑張って疲れ切ってしまうのではなく、かといって人生はこんなものかと諦めるのでもない。叶えられない欲求とか、自分のこうしたい、こうあるべきであるという「べき思考」を柔軟なものにしていく、という方法です。

なぜならば、ストレスとは結局、「こうあるべきである」という願望と「そうはなっていない」という現実のギャップによって生まれるからです。そのギャップが大きければ大きいほど、ストレスが増大して、脳も心も疲れ果ててしまいます。

「あのときとっさにこんな言葉を言ってしまったけど、本当ならあの場合はこういう言葉を言うべきだった」と感じた場合、過去の行動と自分のべき思考にギャップがあるために、ストレスを生み出します。

これは先ほどご紹介した認知の歪みパターンの「べき思考」に当てはまります。物事を認知する際に、「こうあるべき」「こうであるはずだ」という思い込みが、自分を追い詰めてしまうのですね。

では、そのギャップを埋めてあげるにはどうすればよいのでしょうか。それには「あのときに不適切な言葉を言ってしまった」という事実は事実として受け止めながらも、「では今、何ができるだろうか」という、リアルタイムの課題に注意をシフトしてあげることが大切です。

これは言い換えると、今の現状を受け入れるということです。

感情と同じように、自分の「思考」に対しても、きちんと客観的に観察の目を向けることが肝要です。心の中に「べき」「はず」「でなければならない」といった思考が無いかどうか落ち着いてチェックし、今この瞬間のありのままの体験に注意を向けてみる。そのように意識することで、自分の思考で自分を追い込むことが少なくなるんですね。

とはいえ、いきなり「べき思考」を手放すなんて難しいですよね？　もちろん、最初からそんなことを考えなくても大丈夫です。

はじめはたとえば、「自分は上司の対応ですごく悩んで疲れてしまっているんだな。ちょっとでも離れられるように、別のことに気持ちが向けられるような時間を作ってみよう」という感じでよいでしょう。

そのようにして他のものに意識を移してみることで、注意の対象が広がっていきます。「最初は上司とのことばかりにフォーカスを当ててしまっていたけれど、実は今の会社にはそれ以外にも、色々な楽しいこと、うれしいことがあるんだ」と感じられるようになったりします。特定のストレス要因に向けなければならない注意の量が少なくなり、自分自身の心の状態を良い方に向けることができたという自己肯定も得られるでしょう。

この「べき思考」を仏教では「執著《しゅうじゃく》」といいます。現代では「執着《しゅうちゃく》」と表現しますよね。今をしっかりと見つめることによって、この執着が次第に弱まっていくのです。

禅僧コラム

ブッダも人間関係がストレスと知っていた？

仏教には「四苦八苦」という言葉がありますが、「苦」とは単に苦しいということではなく、「思い通りにならない」という意味を含んでいます。仏教の開祖であるブッダは2500年以上も前に、私たちの世界は自分の思い通りにならないことばかりである、という真理を説いています。

四苦八苦を列挙していけば、私たち人間が生きている限り抱える心の負担をすべて網羅することができます（仏教の教えってすごいなあと、あらためて感じます）。

そこで参考として、次に四苦八苦の内容を端的に説明した一覧を挙げました。誰にでも当てはまる、人生における8種類の苦しみです。

四苦

● **生苦**：生まれることに起因する苦しみ

● **老苦**…老いていくことに起因する苦しみ。体力、気力、身体機能などが衰退していき、自由が利かなくなる

● **病苦**…様々な病気に侵されることによる苦しみ。病にともなう痛みなど、身体的な苦痛も含まれる

● **死苦**…死ぬことへの恐怖、死後の不安を抱える苦しみ

八苦

● **愛別離苦《あいべつりく》**…愛する者と別離すること

● **怨憎会苦《おんぞうえく》**…怨み憎んでいる者に会わなければならないこと

● **求不得苦《ぐふとくく》**…求める物が得られないこと

● **五蘊盛苦《ごうんじょうく》**…五蘊（肉体と精神）が思うようにならないこと

四苦のところに書かれた苦しみ、たとえば「病苦」などを見てみると、自分が病気になって苦しむことを指しています。「老苦」は自分の体が衰えてゆく苦しみのことです。これらはいずれも他者との関係ではなく、自らの存

禅僧コラム
ブッダも人間関係がストレスと知っていた？

在が物理的に変化することによる悩みと言えるでしょう。

一方、人に対する恨みつらみに起因する怨憎会苦や、愛する人との別れによる愛別離苦は、人との関わりの中で生まれる苦しみです。

仏教の根幹をなす考え方に、「縁起の法則」と言われるものがあります。私たち人間は誰もが、無数の人や物との関係性の上に成り立っているのであり、何物にも関わりなくこの世に存在することはできないということを意味しています。だから人の一生は、他の誰かあるいは何かとの関りにおける悩みに満ち溢れているということです。

「人の悩みの9割が人間関係」という事実に、ブッダははるか昔にすでに気づいていたのではないでしょうか。ブッダとはまさに、「人間の真実を見極めた人」ということができるでしょう。

自分らしい生き方ができている人

自分らしく生きるというのは今の時代のキーワードだと思います。世の中で注目されたり、メディアで話題に上ったりする人は、過去の固定概念に囚われず、独創的な生き方やキャリアを築いてきた人物が多いですよね。

「自分らしく」という言葉をそのままとらえると、まわりに気を取られず、我が道を行くといったイメージを持たれるかもしれませんが、**本当に自分らしい生き方を楽しんでいる方々は、皆さん共通して利他の心に富んでいるように感じます。**

私たちが何かしらのメディアを通して、一人の方の生き方を知ったり、その人が発するメッセージを受け取り、「この人っていい生き方をしてるな」と思うのは、その方の利他性、つまりまわりの人たちや社会に対する思いやりの心に共感するときなのではないでしょうか。

逆に、利己的な視点だけでまわりを気にせず、やりたいことだけをやっている人は、たとえ自分らしく生きているように見えても、憧れたり共感したりすることは少ないと思います。

たとえばSNSはその典型例です。今は多くの方がSNSで自分の日常に起こったことなどを発信していますが、SNSの中でだけ輝いている自分を表現することによって、他の人からの「いいね」という評価を得ることが目的になっている人が少なくありません。もっと端的に言えば、自分の人生はうまくいっているという「自己暗示」をかけるためのツールになっているということです。

もちろん全員がそうというわけではありません。社会のため、地球環境のため、あるいは平和な世界のために、多くの方にメッセージを伝える手段としてSNSを活用している方もいますし、グローバルで有益な情報をやりとりするための貴重な場になっているというケースもあるでしょう。

しかし、SNSでかりそめの優越感や自己満足を得ようとする人たちは、現実の生活において大きな問題を抱えていることが少なくありません。私が実際に、生活の大半をSNS上で過ごしている人たちのお話を聴きますと、結局のところSNSでは一時的な安心しか得られないと知りながらも、架空の世界に居場所があることで生きていけるという方がたくさんいらっしゃいました。

SNSというツールが生きる希望をつなぎとめている面もあるのですから、私には一方的にSNSを否定することなどできません。しかし、現実の世界で誰かを喜ばせてあげられる幸せを経験していただけたなら、そういった方たちもSNSの中だけでなく、本当の世界を生きる幸せを感じられるようになるでしょう。切り取られた自分の一部だけを公開するのではなく、あるがままの自分で他者と向き合ったり、メッセージを発信できたりする。それこそが本当に、自分の存在を自分で肯定してあげられる秘訣なのではないでしょうか。

日本の大乗仏教には「自利利他円満」という言葉があります。

自利とは、自分のことを大事にしたり癒してあげたりといった、「自己を利する心」を意味します。利他は読んで字のごとく、「他者を利する心」です。つまり仏教の考え方では、自分に利益を与えることと、他者に利益を与えることは表裏一体であり、双方が満たされてはじめて円満と言えることを示しています。

自利が欠如していると、無理をして人に尽くしたり、社会に貢献したりするため、それは生き甲斐というよりもむしろ「自己犠牲」になってしまいがちです。

一見すると利他に見えるけれど、本当のところその人の心は、他者に尽くせば尽くすほど疲弊してしまいます。

真に「自分らしい生き方」ができている人とは、周囲のご縁のある人たちや社会に対する貢献をすることで、その人から感謝してもらえる体験をたくさん持っていますが、その根底には「それをしていることが楽しい」という思いが必ず存在しています。

そして楽しんで取り組んでいる限り、自己犠牲にはなり得ません。やりがいをもって楽しみながら他者貢献することで、心からの感謝を受け取ることができる。それこそが本当の「自分らしく、幸せな生き方」と言えるのではないでしょうか。

つまり、自己犠牲と利他とを見分けるポイントは、「それをやっていて本当に幸せを感じているか」ということなのです。

そして、こうした心の在り方で生きている方は、非常にアクティブに活動を続けていても疲れ切ってしまうことがほとんどありません。何の迷いもなく、心の底から湧き出るモチベーションに支えられて取り組んでいるため、こうした人は容易につぶれてしまうことがないのです。

一生涯をかけて歴史に残るような偉業を成し遂げた人たちのことを考えてみますと、このことがよく理解できます。偉人と呼ばれる人たち、例えばマザーテレサ、あるいはガンジーといった人たちに関する書物を読みますと、それこそ寝る間を惜しんで命がけで人に尽くしたにもかかわらず、心が疲れ果てて燃え尽きてしまったというエピソードが出てこないんですね。人の助けとなる生き方をしていること自体に満たされていたのですから、こうした人たちは誰一人として亡くなる際、「ああ、自分の人生は不幸だった」などとは語りませんでした。

これと対照的に、自分はこう思われたくない、立派な人間に見られたい、見捨てられたくない……。こうした不安や執着が心を支配している人は、義務感や切迫感を抱えながら頑張りますから、ネガティブ感情による脳のエネルギー消費が非常に大きく、容易に心が疲弊して燃え尽きてしまうということが起こるのです。

先ほどご紹介した夢と希望のワークは、まさに今自分がやりたいこと、成し遂げたいことを知るための実践法です。人と違ったことをしているとか、人よりも格好よく生きているということではなく、本当の意味で「自分らしく生きる」ためのワークだと思っていただければ幸いです。

中道：偏らない生き方

いわゆる「集団心理」と言う現象は、非常に多くの場面で私たちの心に生じています。これは簡単に言えば、「みんながやっているから私もやろう」という考え方のこと。多くの人がしている、あるいは考えているというだけの理由で、自分自身の合理的な思考が停止状態になり、実際にそのように振る舞ってしまうという心理現象です。

近年急速に普及したＳＮＳは、極めて集団心理が生じやすいフィールドをつくり出していると考えられます。

ＳＮＳが世界中で普及することによって、今や流行のスピード感が様変わりしました。つい最近、アメリカで流行り出したものが、翌日には日本でも話題になる時代です。シリコンバレーで流行っている商品の情報が、あっという間にＳＮＳ上で来日し、「今はこれが話題です！」「次の時代は△△だ！」といった情報が飛び交って、私たちの好奇心を煽ります。

もしその情報に流されるままに、新しい商品やゲーム、投資話などに次々と飛びついていたら、あなたの暮らしはどんどんとマルチタスクになり、新たな疲れの原因をつくることになってしまうでしょう。かといって魅力的な情報を数多く目にしながらも、それを使わない選択をしたら、「流行っているものに乗れてない自分は大丈夫かな」と不安になったり、「みんなは新しいものに馴染んでいるのに、自分はなぜ適応できないんだろう」と落ち込んでしまうかもしれません。

そこで私が、SNSの世界を飛び交う新しい情報と上手に付き合うために心がけているのが、「中道」という仏教の考え方です。

どんなに楽しそうで魅力的な情報を目にしても、この中道を心の片隅で意識していれば、心の疲労からも、世の中に置いていかれるという切迫感からも解放されて、穏やかにSNSと付き合うことができるのを私は実感しています。

中道とは、そのまま訳せば「偏らない生き方」ということになります。

詳細は仏教書に譲りますが、仏教をお始めになったブッダ自身が、その人生で体験したことがベースになっています。彼はインドの小国の王子として生まれ、お城の中で何不自由のない暮らしをしていましたが、心からの幸せを感じることができないでいました。そこで大人になってから出家をして、それまでの暮らしとは正反対の、自分の身を痛めつけるような苦行の日々を何年も過ごしましたが、それでも心の安寧を得ることができませんでした。そしてついに、菩提樹の下で坐禅をして、自分を甘やかすでもなく、かといって苦しめるのでもない、あるがままの自分を受け入れる瞑想に入り、7日後に悟りを開いたと言います。このエピソードこそが、仏教における中道のルーツになっているのです。

今の私たちの暮らしに当てはめれば、厳格過ぎることもなく、堕落し過ぎることもない、一日一日を穏やかな心で丁寧に生きるという姿勢が中道の実践といえるでしょう。

では、SNSとの付き合い方にこの教えを応用してみたらどうなるでしょうか?そのことだけに夢中になって、一日中没頭するのは中道的ではありません。かといって先入観で頭ごなしに否定することも、中道に反しています。そうではなく、まっさらな心、クリアな視点で、一回は体験してみてはいかがでしょうか。体験した上で、客観的な視点でその新商品や新しいサービスの本質を考え、自分としてはどのように付き合っていくか、態度を検討してみるのです。その上で、誰かから勧められたからとか、みんながやっているから、といった受動的な姿勢ではなく、主体性をもって自らの意思で決めることが大切です。自らの選択であるという認識を持つことで、一度使用を始めても折に触れて「今の使い方は自分のためになっているかな」と冷静に検討するため、自分自身の生活状況や時流に合わせ、柔軟な調整ができるようになるからです。

２０２１年に一斉に流行した「クラブハウス」という、声だけで交流できる新しいSNSをご存知でしょうか？ 日本に流入してきた当初はネット上で、「情報が盗まれるんじゃないか？」「なんとなく危険なんじゃないか？」といった慎重論や、「これこそ次世代のコミュニケーションツールだ」と期待を寄せる声など、賛否両論で混沌の様相を呈していました。私は旧友に招待をいただいたのを機に、さっそく参加してみました。

最初から自分には合わない、と決めつけて跳ね返すのではなく、実際に参加してみて、自分はどう付き合っていくかを考えてみる。すると、声だけでやりとりするSNSなので、目から入る情報が無く、脳が疲れにくい印象でした。話をするのが好きな私のようなタイプには合っているかもしれないと感じたのです。かといって、四六時中ほかの人の話を、それこそ垂れ流しにするような、依存性の高いツールではないと気づくことができました。

私たち人間の心は、姿の見えないもの、正体のわからないものに対しては強い不安を抱くようデザインされています。だから、不安に巻き込まれないために最適な方法は、相手を知るということです。その中であらためて、自分との距離感を自らが決めていけばよいと私は考えています。

SNSの中毒性に過敏になり過ぎて、怖い怖いと忌み嫌うよりも、一度は自分でやってみて本当に危ないものなのかを検討するほうが、余計な不安と疲労を抱えずに済むのではないでしょうか。

ただそこで必須となるのが、「客観的に物事を検証する目」を持っているということでしょう。そうした客観視の能力を育む一番の近道は、「己を知る」ということです。自分自身を客観視できれば、外側の世界で起こっていることも、冷静に観察して判断することができるからです。

第3章

次世代型の疲れとは

chapter 3

New type fatigue

マルチタスクにより引き起こされること

前章では心の疲れに触れました。

この章では、マルチタスクによる脳の疲れに関して詳細に見ていきたいと思います。こなすべき仕事が多すぎて、心がすさんでいってしまう……。そんな感覚に陥っている人は多いのではないでしょうか。現代においては、社会生活を営む人のほとんどが、このような状況を抱える可能性があります。

特に今はインターネットの急速な普及と情報処理技術の飛躍的進歩により、おびただしい量の情報が毎日、世界中を飛び交っています。

今から40〜50年前には、心理系の書籍はおろか、日常の話題としてもこうした情報量の問題や、マルチタスクによる疲労などという言葉は全くといってよいほど見られませんでした。

また心と体が密接に関係していることは、なんとなくイメージできるほうが多いのではないかと思いますが、これを医学的な専門分野として扱うようになったのも比較的近年になってからで、約60年前に九州大学に心療内科が設置されたのがはじまりです。

これは体と心を別々に扱ってきたそれまでの西洋医学的観点から見れば革新的なことに思えます。しかし一方で、数千年の歴史を持つといわれる、インドのアーユルヴェーダや中国の漢方医学においては「心と身体は密接に関連している」ということは大前提であって、原点回帰の動きととらえることができるでしょう。近代化の歴史の中で西洋の影響を強く受けながらも、東洋の智恵を護り今に活かすという、日本ならではの柔軟な心が医学の発展にも寄与してきたことに、私も一人の日本人医師として誇りを持っています。

そして今まさに、この心と身体の相互関係に「着目せざるを得ない」事態が訪れています。ＩＴ技術が革新的に飛躍し、誰にとってもインターネット環境が当たり前になったことで、想像を絶する量の情報が私たちの脳に流入するようになりました。

アメリカの市場調査会社によると、世界中でやりとりされるデジタルデータの総量は、２０００年から２０２０年までの20年間で、約１万倍に膨れ上がっていること

従来の疲れと次世代型の疲れ

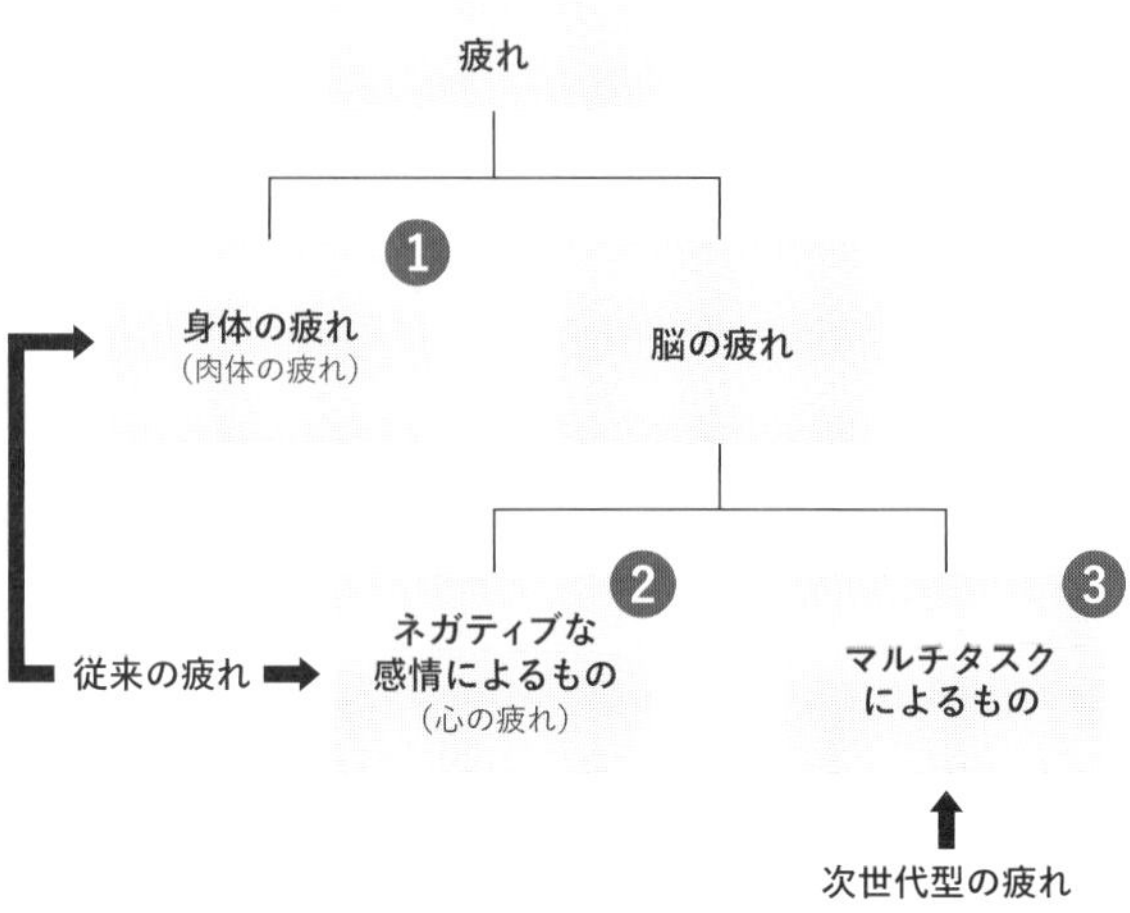

がわかっています（2020年5月International Data Corporation（IDC）発表）。

私たちがしばしば感じている、原因がはっきり分からない得も言われぬ倦怠感は、この情報技術の革新と情報量の急増に人間の脳が追いついていけないことによる、「次世代型の疲れ」とでもいうべきものの可能性があるのです。

マルチタスクにより引き起こされること、それは「今この瞬間に注意を向けられなくなる」ということです。「今を普通に生きるのに注意が必要なの？」そう思いますよね。私たちは注意していてもしていなくても、一人残らず今この瞬間を生きているわけですから。なのに、なぜこの瞬間を生きるのに、今に注意を向けることが必要なのでしょうか。

このような経験はありませんか？

- 会議中に違うことを考えていて、名前を呼ばれてハッとしてしまう
- 電車の中でスマートフォンを見ていて、気がついたら乗り過ごしそうになった
- 失敗した体験の記憶が頭の中でぐるぐる回って、一日が過ぎてしまう

これらは、「今この瞬間に注意を向けられていない」ことの表れなのです。いい換えると頭の中で考えている「想像の世界」に意識が飛んでいって、目の前のこと以外の異次元へトリップしてしまうようなものです。

大昔は、日々の生活行動も仕事も今よりとてもシンプルでした。効率的に物事を進めてくれるコンピュータも、機械さえも無かった時代のことです。商品を仕入れる、棚に並べる、買い物に来た人に説明する、商品を売る。一つひとつの作業に専心する、

いわゆる「シングルタスク」で仕事を進めることが、意識しなくてもできていました。知り合いとの連絡すら、自分の手元に親書や手紙が届くまでひたすら「待つ」ことしかできなかったのです。追跡サービスで配送状況を確認したり、今すぐにチャットで相手に連絡するなどということはできなかったのです。

しかし、技術革新と共に世界経済が成長し、高速で物や情報のやりとりが進められ、作業効率も飛躍的に向上することで、私たちは様々なことを瞬時に行うことができるようになりました。しかしそれはあくまで、高度な情報機器などが私たちに代わってしているのであり、私たち生身の人間には到底できることではありません。

便利になり、たくさんのことが同時に進められるようになったにもかかわらず、私たちに与えられた時間が一日に24時間というのは変わりません。

24時間の中ですべきことがあふれ、何か一つの作業を行っている最中にまた新しい指示や情報が入ってくるようになりました。その結果、現代を生きる私たちは、常に二つ三つは当たり前のように同時並行で作業をしないと追いつかない暮らしとなりました。脳に入力される情報の連鎖は途切れることを知らず、どこまでも果てしなく流れ込み続けています。

こうしてついに私たちは、**「マルチタスク・スパイラル」の中に組み込まれた存在となったのです。**

マルチタスクで思考している際の大きな問題が、先ほどお伝えした「今この瞬間」に意識を置くことが難しくなることです。

たとえば「美容室の予約をしなきゃ」という考えが浮かんだ場合、それはあなたが今ここで体験していることではないと思います。

そこに美容室の空間もなければ、美容室のにおい、美容師さんと話している会話もありません。でも、頭の中にはそうした美容室にかかわる色々な記憶が想起され、今ここではない、イメージの世界をつくり出しているわけです。

では、もしこのとき考えているのが美容室の予約のことではなく、「明日までにプレゼンの資料を提出しなきゃ」ということだったらどうでしょうか？ 美容室の予約についての考えが、今この瞬間の体験ではないことは理解いただけたと思いますが、「明日までにプレゼンの資料を提出しなきゃ」というのは、一見すると今抱えている課題ともいえそうです。しかし実際には、「〜しなければ」という思考の内容です。

思考は、それ単体で存在し続けることは非常に難しい特性を持っており、一つの思考が別の思考の連鎖を生むものです。

たとえば、最初は「明日までにプレゼンの資料をつくる」というシンプルな思考だったはずが、そこから連鎖するように自動的に「夕方までに大半を仕上げないと確認する時間がないぞ」とか、「この資料で上司が納得してくれるか不安だなぁ」といった、今ではなく未来のことについての考えを誘発しがちです。いうまでもなく、最も効率的に資料を完成させるためにできることは、今目の前にあるグラフを完成させることであり、そのための数値をエクセル上に入力することのはずです。しかし、思考する内容が多種多様に広がれば広がるほど、脳内での情報処理はマルチタスクになってしまいます。「今は○○をしなければ」と思っているにもかかわらず、実際には目の前の作業に集中できず、作業効率が大幅に低下してしまうのです。

こんなことが、現代人の日常にはあふれています。

「多忙」になり過ぎた私たちにとって、限られた時間を有効に使おうとするあまり、かえって非効率かつエネルギーロスも大きくなっているというジレンマは見逃せない問題となっているのです。

意識を向ける数には限界がある

「集中する」と聞くと、他の物を一切見ないでただそれだけに全神経を注いでいるイメージが浮かぶのではないでしょうか。でも私がお勧めしている集中の仕方は、それとは少し違うものになります。

もちろん、必要に応じていわゆる「全集中」の状態をとっさに作り、タスクを終えたら解除することができれば、それに越したことはないでしょう。ところが残念なことに私たちの脳は、どうやらそこまで器用にはできていないようです。

ちょっと専門的な話になるのですが、あまりにも極度に集中が高められた状態では、かえって社会生活を送るうえで支障が生じてしまう可能性があるのです。専門的には「過集中」というのですが、その作業に没頭し過ぎてしまって、その他の生活上必要なことを忘れてしまったり、通常の生活にモードを戻すのが難しくなってしまったり、エネルギーが消耗して虚脱状態になってしまったりするのです。ですから私は心身ともに健康で、疲労を抱え込まずに生きていくための方策をご紹介する際、「集中」という言葉をあまり強調しないよう心がけています。

私のお勧めする心の状態は、「適度な集中」です。別の言葉にするなら「注意を今ここに置く」といったところでしょうか。

言葉でいうと何やら難しそうですが、実はとってもシンプルなことを指しています。「注意」というニュアンスが分かりにくい場合は、置き換えをしていただいても構いません。たとえば、「そこの階段は危ないから注意してね」というとき、「そこの階段を意識してね」といっても伝わりますよね。

ですからこの本の中では、注意と意識はイコールだと思っていただいて問題ありません。心理学や精神医学の分野では「注意」という言葉を用いるのですが、本書を読むにあたっては、すべて「意識」に置き換えてもけっこうです。

次のイラストは、人間の「注意」の方向を矢印で示したものです。あなたの注意は一方向ではなく、同時に様々な対象に向けることが理論上は可能です。

たとえば先ほどの例で出てきた、「美容室の予約」と「資料の締め切り」の2つの事柄。これらを同時に考えているとすると、矢印の方向は2つということになります。

私たちの注意の容量は有限

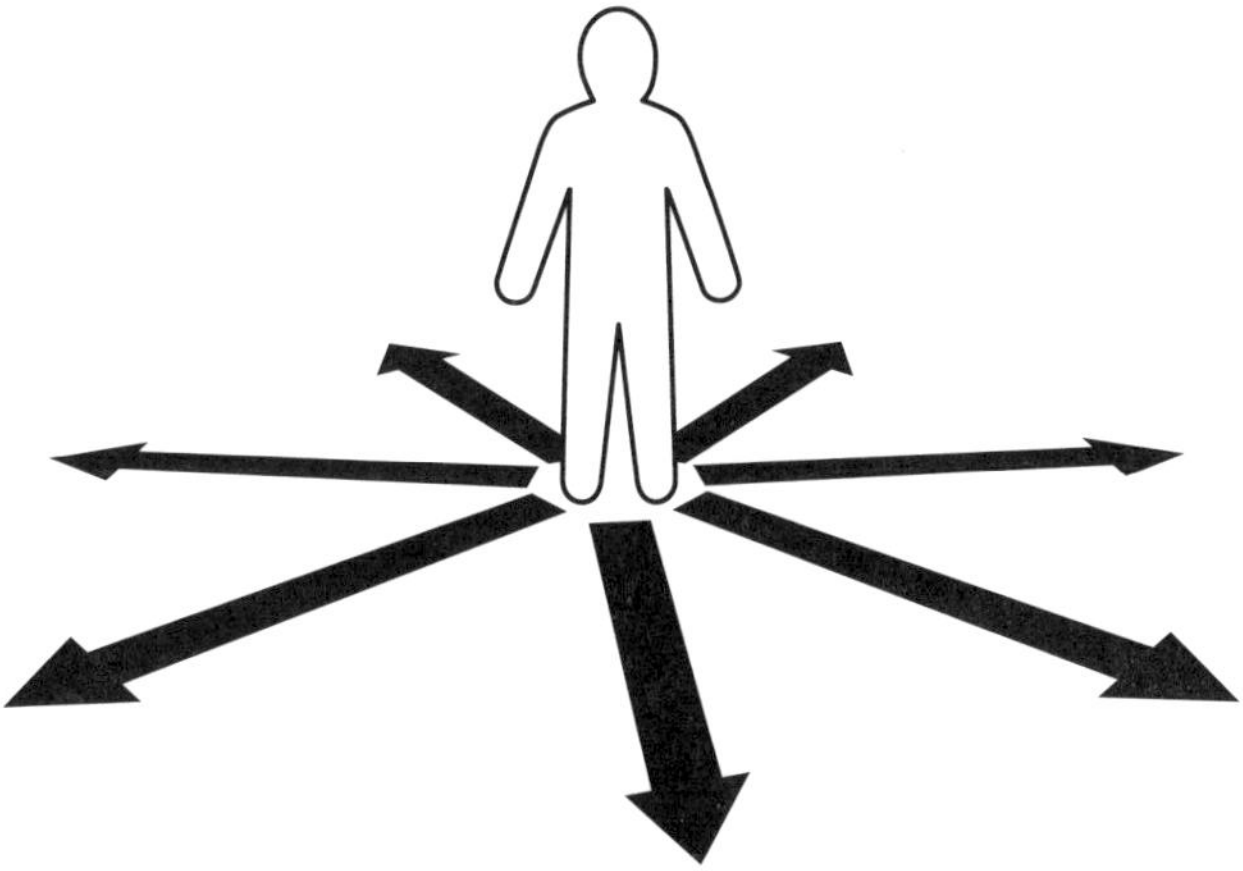

同様に、3つないし4つの物事に注意を向けることも可能です。

しかしここで気を付けなければならいことは、「私たちの注意の容量は有限である」ということです。注意の容量、つまり一度に使うことのできる注意力の総和のことを、専門的には「注意資源」といいます。言葉自体を覚える必要はありません。ただ「資源」という表現から、「限りあるもの」であると理解していただければ幸いです。私たちは同時に無限の対象に注意が向けられるわけではなく、自分の持っている注意の資源を細かく分けて消費しているのです。ですから先ほどのイラストでいえば、注意を向ける対象が増えれば増えるほど、一つ分の矢印が細くなる。つまり「注意のクオリティが下がってしまう」ということです。

マルチタスクとは、意識している物事の数だけ、注意の矢印を分割していることに他なりません。

矢印が色々なところに向かえば、その分たくさんのことを考えられて便利なようにも見えますが、実際には注意が同時に多方向に向いてしまうことで、一つ分の注意の質が低下し、作業効率が大幅に下がってしまうのです。

ピアノ演奏などはそのよい例です。私も幼少期にピアノを習っていたのですが、先生は必ず、最初は片手ずつ練習するよう指導して下さいました。そしてそれぞれの手で十分に慣れてからはじめて、両手同時に弾いてみる段階に進むのです。プロのピアニストは最初から両手で弾けるのかもしれませんが、初心者には到底できることではありません。私が学生だった頃、ポップスの名曲を多数手がけた音楽家の小室哲哉さんがテレビの音楽番組で演奏する際、2つのキーボードを同時に弾いていて驚いたものです。そのことに十分に熟練した人のみが、右手と左手という「ダブルタスク」を、演奏で実現することができるのだと分かります。

これを私たちの日常に置き換えて考えてみましょう。先ほど、次のような例を挙げました。

・会議中に違うことを考えていて、名前を呼ばれてハッとしてしまう
・電車の中でスマートフォンを見ていて、気がついたら乗り過ごしそうになった
・失敗した体験の記憶が頭の中でぐるぐる回って、一日が過ぎてしまう

このようなことは日常茶飯事の私たちですが、大切なことは、こうしたことに気づけるのはたいてい「後になってから」ということです。友だちに話しかけられる、あるいは電車内に停車駅のアナウンスが流れる。こうした外的な働きかけによって、自分の注意の矢印が、今向けるべきこととは別のことに向けられていたと気づくのです。注意が逸れて他の方向に向かいはじめた時点で、「あっ、今少し別の方向に注意が向きつつあるぞ」などと察知するのは至難の業だということです(実はあることを日々根気よく練習すれば、どなたでもこの察知力を鍛えることが可能です)。

注意をコントロールする

では、注意が色々な方に向かってしまうことがなぜいけないのでしょうか。確かに、物思いにふけってしまって「時間を無駄にしてしまったな」と感じることはあるかもしれませんが、そこまで大きな問題のようには見えません。

しかしこの心ここにあらずの状態が頻繁に起こることで、未来や過去など頭の中で考えている世界に心を支配されがちになり、自分の「注意という名の矢印」をうまくコントロールできなくなってしまうのです。つまり、矢印の手綱を引く「主」がいなくなってしまうということです。

自分の注意を自分でコントロールできなくなるはずはない。自分の注意も心も、自分自身の一部なのだから、自由にコントロールできるのが普通なんじゃないの？　という声が聞こえてきそうです。しかし私たちは思っている以上に、自分の心や意識をうまくコントロールすることができないものです。

わかりやすい例が「感情」です。「イライラしたくて、イライラしている」という人はまずいないでしょう。誰もがイライラしたくなんかないけれど、心に余裕がないとイライラしてしまうものですよね。これは自分のイライラという感情をコントロールできていない表れといえます。それと同時に、自らの注意の対象をイライラする物事や考えに向けてしまっているという、注意のコントロール不足も生じています。このことから分かるように、自分の心や意識というのは思ったように操れるわけではないのです。

理解を深めるために、イメージを働かせてみましょう。一頭の暴れ牛を手なずけようと、必死になっているところを想像してみてください。落ち着きなく動こうとする牛は、右へ左へと行ったり来たりしますし、すぐにどこかに走って行こうとします。そんな暴れ牛に、もし手綱がついていなかったらどうなるでしょうか？ お手上げの状態になるに違いありません。

自分が思う通りの方向に進むためには、この暴れ牛を自分と同じ方向に歩かせるための働きかけが必要です。そのためには、「手綱」が欠かせません。

この牛を、私たちの頭の中に生じる「思考」に置き換えれば、手綱はまさに「注意

自分の中の暴れ牛をコントロールする

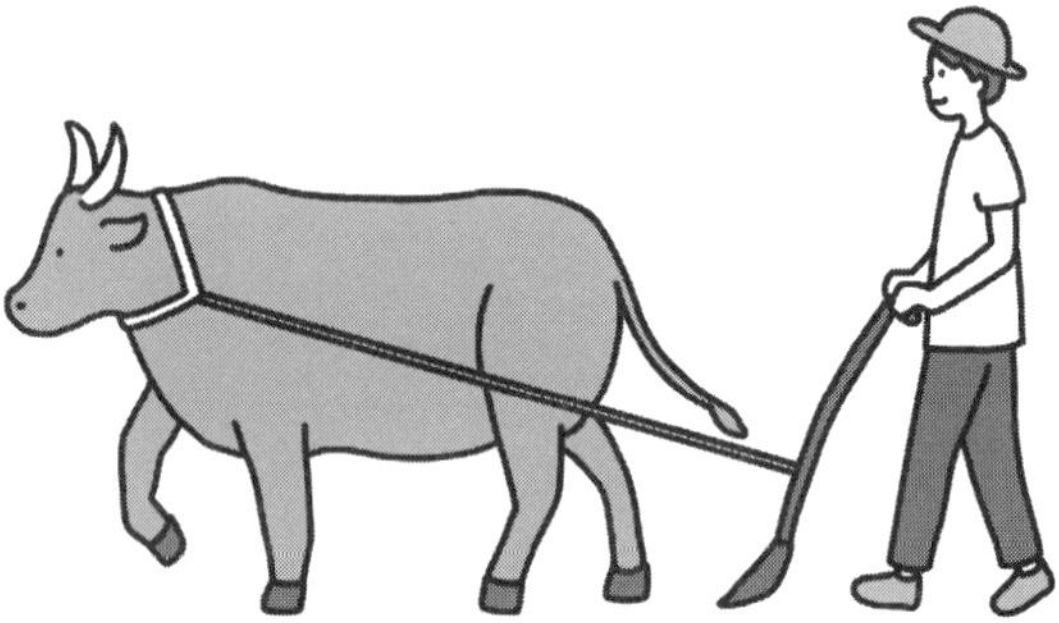

をコントロールする能力」ということになります。

思考があちこちにさまよってしまい、本来取り組むべき物事に注意が向いていないと気づいたら、「今はこっちだよ」と気持ちが逸れていることに気づかせ、そっと正しい方向に誘導してあげる力です。

しかし、私たちはとても忙しい日々を、数多くの情報にまみれて送っています。注意散漫な状態に陥ると、「意識の主人」が不在になり、「あれをしなきゃ」「この資料も明日までが納期だ」「今SNSでこんな話題が上がっている」などと、頭の中に入ってきたものに次々と心を奪われ、心の暴れ牛はどんどんと流されてしまいます。

この状態では何かに集中するということはできませんよね。そうならないためにも、この「気づく力」の大切さについて、多くの方に知っていただきたいのです。実際に私は様々な場で、それを養う方法について紹介しています（詳しくは第5章をご覧ください）。

実はこの暴れ牛のお話、まだ続きがあるんです。ここまでの内容は、禅の世界で古くからとても大切にされてきた「十牛図」という書物の前半部分に相当します。この書物は、ある旅人が牛と色々な形でかかわる過程を経て、悟りに至るまでの道のりを修行者に教える禅の入門書なのです。では暴れ牛を手なずけた後に待っている展開とは……？

ご興味のある方は、十牛図のよい解説書がたくさん出版されていますので、ぜひお読みいただければ幸いです（私のお勧めは、鎌倉にある臨済宗大本山円覚寺の老師、横田南嶺さんの著書『十牛図に学ぶ』です）。

この章の要点をまとめると、「気づく力」を身に着けることで、自分が知らず知らずのうちに想像の世界で作り上げたバーチャルな世界と、あるがままの現実の世界とを、クリアに切り分けられるようになるということです。そしてそれは、不安や恐れといったネガティブな感情による疲れを解消することにも大いに役立つのです。

自分の感情自体がわからない

「気づく」という力が低下すると、自分の感情にも気づくことが難しくなってしまいます。これが現代人に増えている「**失感情症**」と呼ばれる心の性質で、別名を**アレキシサイミア**といいます。レキシスは「言葉」、シモスは「感情」を意味するギリシア語です。これに「ア」という否定の接頭辞をつけた造語がアレキシサイミアです。言葉を覚える必要はありませんが、自分の感情にすら気づけなくなっているという現象が、私たち現代人の心に起きているということを知っていただければ幸いです。

感情がないのなら、悲しさも寂しさもなくて平和なんじゃないの？　そう思われるかもしれません。

しかしこのアレキシサイミアは、感情が無いことを示しているのではありません。自らの感情はあるにも関わらず、それを自覚したり表現したりすることができない状態のことを指しているのです。「失」という漢字を使いますが決して感情が無くなっている状態ではなく、感情を自分で把握することが苦手、という意味です。

また「症」という字が付きますが、病気の名前ではなく、あくまで心の性質のことを指しています。こうした性質は昔から「心身症」、つまり心のストレスが身体の不調として表れている患者さんに特徴的なものとして理解されてきました。

しかし現代においてはこのアレキシサイミアの傾向が、心身症の患者さんだけでなく、広く一般の人たちにも見受けられるようになってきました。

たとえば、誰かに意地悪されたときを考えてみましょう。自分だけ仲間外れにされて、お昼ご飯を一緒に食べてもらえなかったとき、あなたはどんな感情を抱くでしょうか。

悲しみ、怒り、焦り、恥ずかしさ、寂しさなど、様々なネガティブ感情が起こり得るのではないかと思います。そこで自分の感情を観察し、それを言葉で表現することができる人は、「自分はこのようなことに対してこういう風に怒っているんだ」と明確に描写することができます。

一方、自分の感情に気づけない、つまり注意の矢印を自分の内側で起こっている現象に向けることが苦手な人は、この感情が怒りなのか悲しみなのか、恥ずかしさなのかを判別することが難しいため、捉えどころのない、「漠とした不快感」を抱くことになります。

不快感というのは「快適ではない感覚」といった程度の、実態のはっきりしないネガティブ感情に過ぎません。そこで、その得もいわれぬ不快感を代償すべく、動悸や腹痛といった体の異常反応が出現するのです。

代償反応は、体の症状だけではありません。声を荒げたり、関係のない人に八つ当たりをしたり、嫌いな有名人をSNSで批判したりと、葛藤の対象を自分の外側の世界にすり替える心の反応が起こることもあります。しかしアレキシサイミアの傾向が強い人は自分の感情に気づくことが苦手ですから、友だちに意地悪されたストレスのために、関係のない人を攻撃していることが自覚できません。自分の悩みや苦しみに気付いていないのですから、その影響で生じている無意識の反応を、自分で制御することが困難というわけです。

・本を読んでも登場人物の気持ちを感じることができない
・泣いているのに自分が泣いているという実感がない
・嫌な感覚はあるがそれを言葉に出して表現ができない

こうしたアレキシサイミアの特徴が、よく専門書などで列挙されます。私の患者さんにもこのような心の性質に悩まされている方が少なくありません。たとえば誰かに嫌なことをいわれても、その場で自分の怒りを認識できないので怒りや悲しみを上手に表現できず、後になって「自分はあの時、腹が立っていたんだ！」と気づいてしまう。しかし〝時すでに遅し〟。悔しい思いをしました……。そんなお話がよくあります。

ここで注意が必要なのは、このような人が苦手としているのは、自らのネガティブな感情に対する気づきだけではなく、ポジティブな感情に対しても同様だという点です。嬉しい場面でもすぐに嬉しさが感じ取れないため、たとえばお誕生日パーティでサプライズをしてもらったとしても、どうリアクションしたらよいかわからず、オロオロしてしまったりします。心の中で何かしらのよい気分が生じてはいるのですが、それが何なのかはっきりと自分で理解することができないのです。

すると相手は「せっかく喜んでもらえると思ったのに」とガッカリしたり、場合によっては「そんな反応するなんて、人の思いやりがわからない人だな！」と感じるかもしれません。

このアレキシサイミアと似ている話題を、第2章で取り上げたのを覚えているでしょうか？「自分の本当の心に気づく」のところで、泣きたいのにうまく泣けなくなったり、怒りたいのにうまく怒れなくなってしまったりしてしまうのは当然のことで、それは、大人になると理性の力が発達するために感情が統制され、感情の出し方がわからなくなってしまうからです、といったことをお伝えしました。

これは一見、アレキシサイミアと同じような現象に見えますよね。でも泣くことが下手になるという場合、悲しいという感情には気づけています。これに対して、本章で取り上げている「感情に気づけない」という状態は、そのさらに一歩手前、「自分の感情自体がわからない」という状態です。

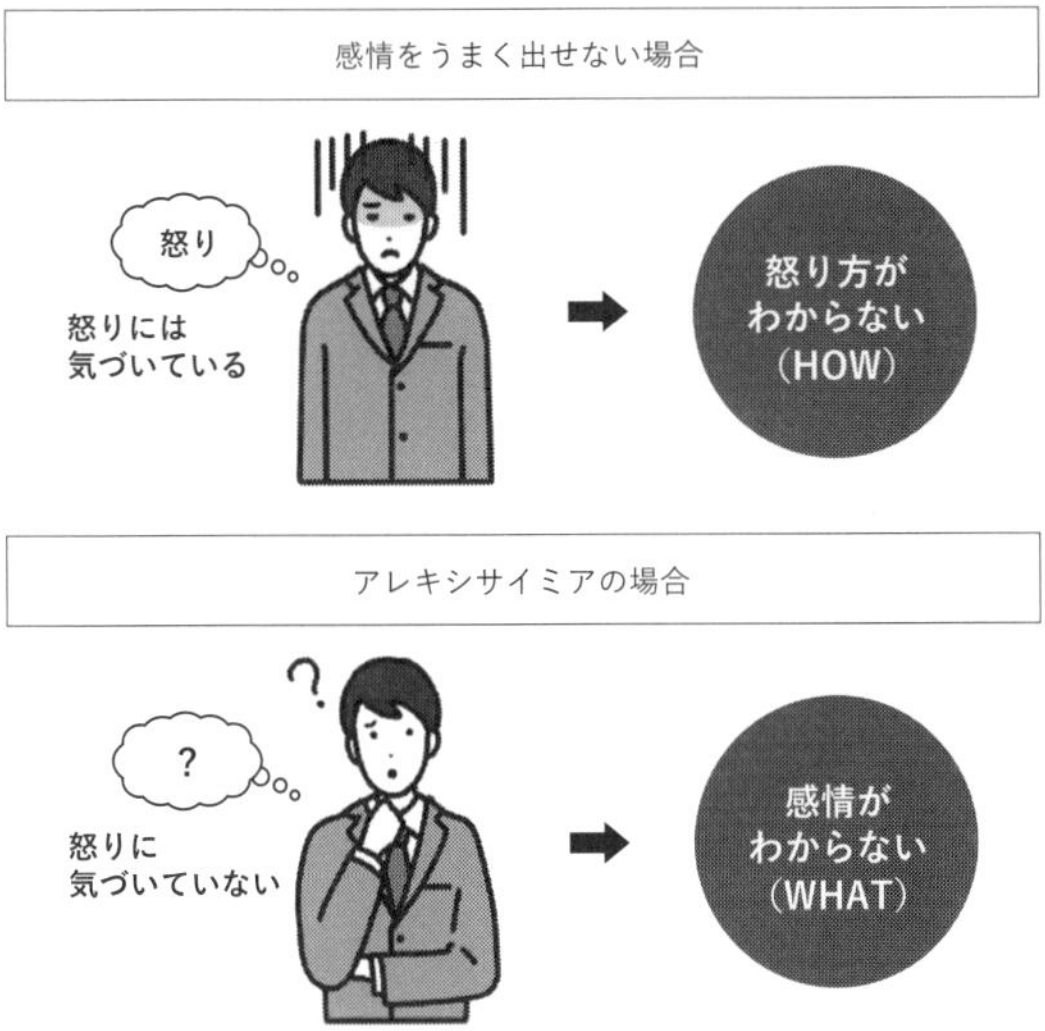

つまり、理性の作用で泣き方がわからなくなるのは「ＨＯＷの問題」、アレキシサイミアは「ＷＨＡＴの問題」というわけです。

ではどうして、このアレキシサイミアが現代人に多く見られるようになったのでしょうか？　あくまで仮説のレベルですが、時間の余裕のなさが原因なのではないかと想定されています。

自身の体験に照らし合わせて考えていただけると、わかりやすいと思います。昔、失恋をした際にその悲しみを仕事の忙しさで紛らわせようとしたり、大切な人が亡くなった後、ご葬儀の準備やその後の手続きなどに追われ、しっかりと悲しみに向き合うことなく時間が経過してしまったことはないでしょうか。

ぽっかりと心に穴が空いてしまったような空虚感や悲しみが確かにあるのに、翌日にはもう仕事が待ち受けていて、あれもしなきゃ、これもしなきゃと忙殺される中、つい感情を置き去りにしてしまったりします。

第2章で「悲しいときは悲しみに浸りましょう」とお伝えした通り、私たちにはきちんと自らの感情と向き合い、それらを自分自身で処理することで、悲しかったり、辛かったりした気持ちもきちんと受け入れられるようになるのです。

そうして感情をしっかりと消化してあげることで、その悲しい体験は次第に「思い出」へと変化していく。このような過程を経たからこそ、後年になってその悲しい体験を思い出しても、心のバランスを失うほどに苦しくなることはないのです。

しかし、あまりにも忙しい現代人は感情を置き去りにして、やるべきことにばかり注意資源が使われてしまいます。今そんなことを考えている暇はないから、心は後回しというわけです。しかも多くの場合、後でそのことと向き合う時間が回ってくることはありません。今日忙しい人は、明日も明後日も忙しいのですから、自分の感情と向き合う時間などいつまで経ってもつくれないのです。

するとますます、**自分の内側に注意を向けることができなくなり、自らの感情に気づくことができなくなってしまいます。**

自分にとってよくないことが起こった時にこそ、自分の中に生じる感情に気づく必要があるのです。私は今悲しいと感じている、寂しさを感じている、悔しい思いをしている。それらは確かに目をそむけたくなる感情かもしれません。しかし、あえてそれらに気づくというプロセスを経ないと、感情を押し殺すだけでなく、自らの心と身体の状態に気づく能力も低下してしまうのです。

「外界」への気づきと「内面」への気づき

私たちは常に、「何かに気がつく」ということを繰り返しながら過ごしています。

本来どちらにも気づいている

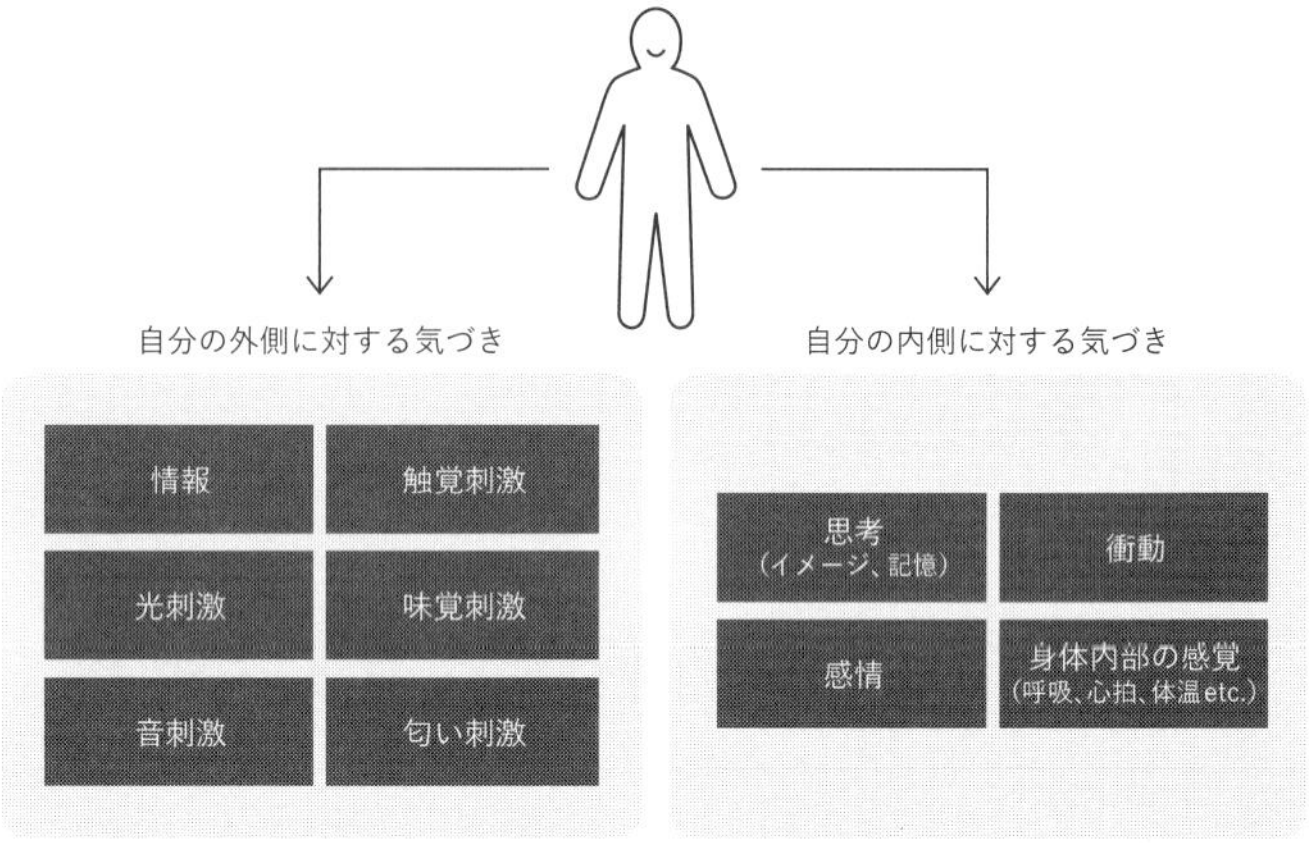

窓の外を見て「雨が降っているな」と気づいたり、お腹がグーっと鳴って「お腹が減ったなあ」と気づいたり……。まさに人は、気づくことの連続の中で生きているといえるでしょう。ところで、この「気づき」は大きく2つに分類することが可能です。それは私たちの「外界」つまり外側の世界に対する気づきと、「内面」つまり自分の内側から生じる感覚に対する気づきです。

外界に対する気づきは、いつも通っている道で花が咲いていることに気づいたり、同僚が珍しい柄のネクタイを着けていることに気づいたり、ときには電車で具合が悪そうにしている人に気づいてあげることもできます。

職場などで、いつも周りのことによく気がつく人がいませんか？　そのような人は、外界に対する気づきの能力が高いため、いつも周りの人や環境のちょっとした変化を察知することができるのです。

一方の自分の内面で起こることに対する気づきは、自分の心の中に起こる、微細な感情や気分の変化に気づいたり、何か考えが湧いていることに明確に気づいたり、あるいは「なんとなく胃腸が疲れている感じがするな」といった内臓の調子に気づいたりする能力が含まれます。

そして私たちの心の中では常に、この外界に対する気づきと、内面に対する気づきが、次々と表れては消えることを繰り返しているのです。

デジタルデトックス

私たちの気づきの能力を鈍くさせている理由の一つとして想定されるのが、スマートフォン、ＰＣ、ゲームといったＩＴ機器やデジタルデバイスと呼ばれるツールです。先ほど、ここ20年で世界のデジタルデータの量が１万倍に増加しているという報告を紹介しました。しかしここで留意しなければならないのは、この測定値に含まれるデジタルデータ以外にも、私たちは膨大な量のデータを日々受け取っているという事実です。前述の測定結果はあくまでネット上を飛び交っているデータを解析したものですから、オフラインで使用しているデジタルデバイスからの情報は対象外なのです。

その代表例が「テレビゲーム」です。近年でこそ通信機能を使ってオンラインでゲームをする人も増えましたが、基本的にはオフラインで自己完結型、つまり自分一人でゲームを楽しむ人が多いと思います。そして最新のゲームを見てみると、画像の解像度が非常に高く、アニメーションなのに現実と見まごうばかりのクオリティだったり、音質も非常にクリアで、本物のクラシック音楽やライブ演奏を聴いているかのような繊細さを有しているゲームばかりです。中には専用ゴーグルを着用してVR（3Dによるバーチャルリアリティ）を楽しめるものもあり、現実世界との違いが分からなくなるほど高品質なゲームも少なくありません。私が小学生時代に遊んでいた「スーパーマリオブラザーズ」などと比べると比較にならないほど、今の子供たちが遊んでいるゲームは精細な情報がびっしりと詰まっています。これほどのクオリティの高さなのですから、子供だけでなく、大人世代でゲームに熱中する人が多くなったのも当然といえるでしょう。

それに加え、最近ではスマートフォンのGPS機能を使って、リアルタイムに、今自分がいる場所の情報を、ゲームにコネクトさせて楽しむことができるようになりました。これにより、ゲーム機のディスプレイを見てプレイしている時間以外にも、注意はゲームの方に向いている状態を強要される場合もあります。四六時中、常にゲームをしている状態といえるかもしれません。

逆の立場から見れば、ゲームの側が私たちの注意を常に引きつけておくための魅力を、次々にアピールしてきます。日進月歩のゲーム開発の分野では、あの手この手で私たちの注意を自在にあやつるテクノロジーを生み出しているというわけですね。

音に関しては、たとえば「ハイレゾ音源」にも同じことがいえるでしょう。ハイレゾ音源とは、CDをはるかに超える細かな音情報を、高度なデジタル技術を駆使して収録した音データのことをいいます。音楽や音響に詳しい方や繊細な聴覚を持っている方は、CDをどんなに高級なアンプやスピーカーで再生しても、コンサートホールでの生演奏とは明らかに違うと感じたことがあるかもしれません。これはCDで録音するのと生演奏では音の波形が変わってしまうためです。

しかしハイレゾ音源は、CDに含まれるデータの何倍（一般的な形式では約6・5倍）ものデータを用いることで、原音に近い自然な音波形を描くため、レコーディングスタジオやコンサートホールで録音されたクオリティを忠実に再現できるのです。

このハイレゾは、音を高品質でデータ化できるというメリットがありますが、その一方で、非常に膨大な量の音情報を脳に入力することにもなります。たとえば、交響楽のコンサートをホールで聴きながらノートパソコンを開いて資料を作成することを考えてみてください。ハイレゾの音楽を聴きながら作業をするということは、聞き流すにはとても耐えられないような量の情報が、聴覚を通して入ってくる状況で仕事す

情報量に耐え切れず脳が疲れ切ってしまう

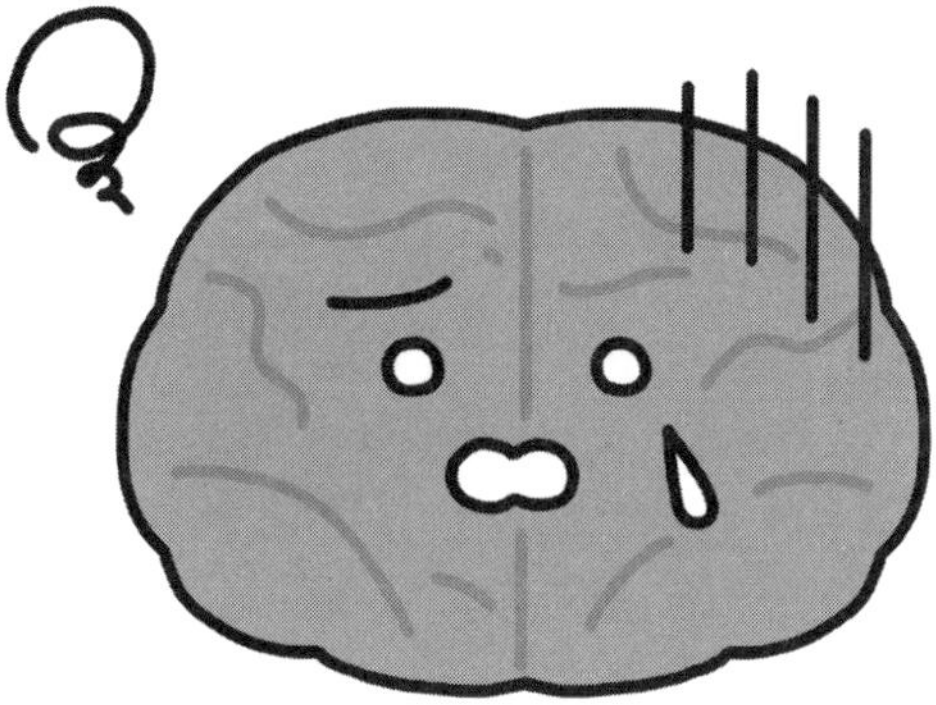

ることを意味するのです。

このようにして、映像の解像度や音のクオリティが急速に向上しているのに対し、私たち人間の側の処理能力、つまり脳の機能はほとんど変わっていませんから、当然の結果として、これらの情報量に耐え切れず、脳が疲れ切ってしまう可能性があるのです。

ところで、私たちの脳には「セイリエンスネットワーク」といって、自分の身体内部の状態を機敏に察知して、どこかに不調なところがあればそれを知らせてくれる機能が備わっています。しかし、外部から入ってくる情報があまりにも多くなりすぎて脳が疲弊してしまうと、こうした「体の警報装置」が働きにくくなって、重大な症状を見逃してしまうリスクも出てくるのです。

もちそんそうならないために、入ってくる情報を選別する機能も私たちの脳には備わっています。入ってくる情報を何でも見境なく脳に入れていては脳がパンクしてしまいますので、私たちは意識的にも無意識的にも入ってくる情報を検閲して、必要なものだけを脳内にインプットしています。しかしながら、あまりにも外部からの情報が多い現代の生活においては、脳のフィルターともいえるこうした機能があっても、対応しきれなくなるのではないかと危惧されているのです。

ニュースやSNSなど特定の端末を通して入ってくる情報は、「電源を切る」あるいは「アプリを閉じる」という方法で自らシャットアウトできます。しかし、現代の世の中では普通に生活しているだけで意識しなくても、大量のデータが人工的な音や映像を通して、知らず知らずのうちに脳に入ってきています。

そこで今、注目されているのが、ソロキャンプや森林浴です。

これらはまさに、膨大な情報の流入をシャットアウトするために、あえて何も情報が入らない、デジタル機器のない環境に身を置いて、情報にあふれた脳をデトックスする行為に他なりません。

また、キャンプとまではいかなくとも、生活の中に自分なりのオアシスを持っておくこともよいでしょう。家の近くの公園やお気に入りのカフェなどでも構いません。できるなら次の3点を満たしているとなおお勧めです。

- 他人の視線が気にならない場所
- 人とあまり会話をしなくてもよい場所
- 海、川、山、植物など自然を感じられる場所

これからも進むオンライン化とインターネットの高度化を考えると、脳に入力される情報が減るということは考えられません。だからこそこの機会にぜひ、自分のオアシスがどこなのか考えてみていただければと思います。

近年注目を集めている「ワーケーション」、つまりオフィスや自宅ではなく、自然の多い場所で仕事をするスタイルは、まさに自然がもたらす恩恵にあずかりながら、

仕事の効率を高めることのできる画期的なアイデアといえます。しかし本当の理想をいえば、仕事をしながらではなく、自然環境自体に全ての意識を向けて満喫する時間こそが、脳と心にとって貴重な栄養源となるでしょう。私が心療内科でかかわらせていただいた患者さんの中にも、週末の一日を近くの低山やハイキングコースを歩いて過ごす取り組みによって、心の症状が劇的に改善した方が多くいらっしゃいます。

前章で述べた自己肯定感を高めるリトリートとしても効果抜群ですので、ぜひ自然の中で過ごす時間を持つことをお勧めします。

外から入ってくる情報が多いと注意が外側にばかり向けられてしまう

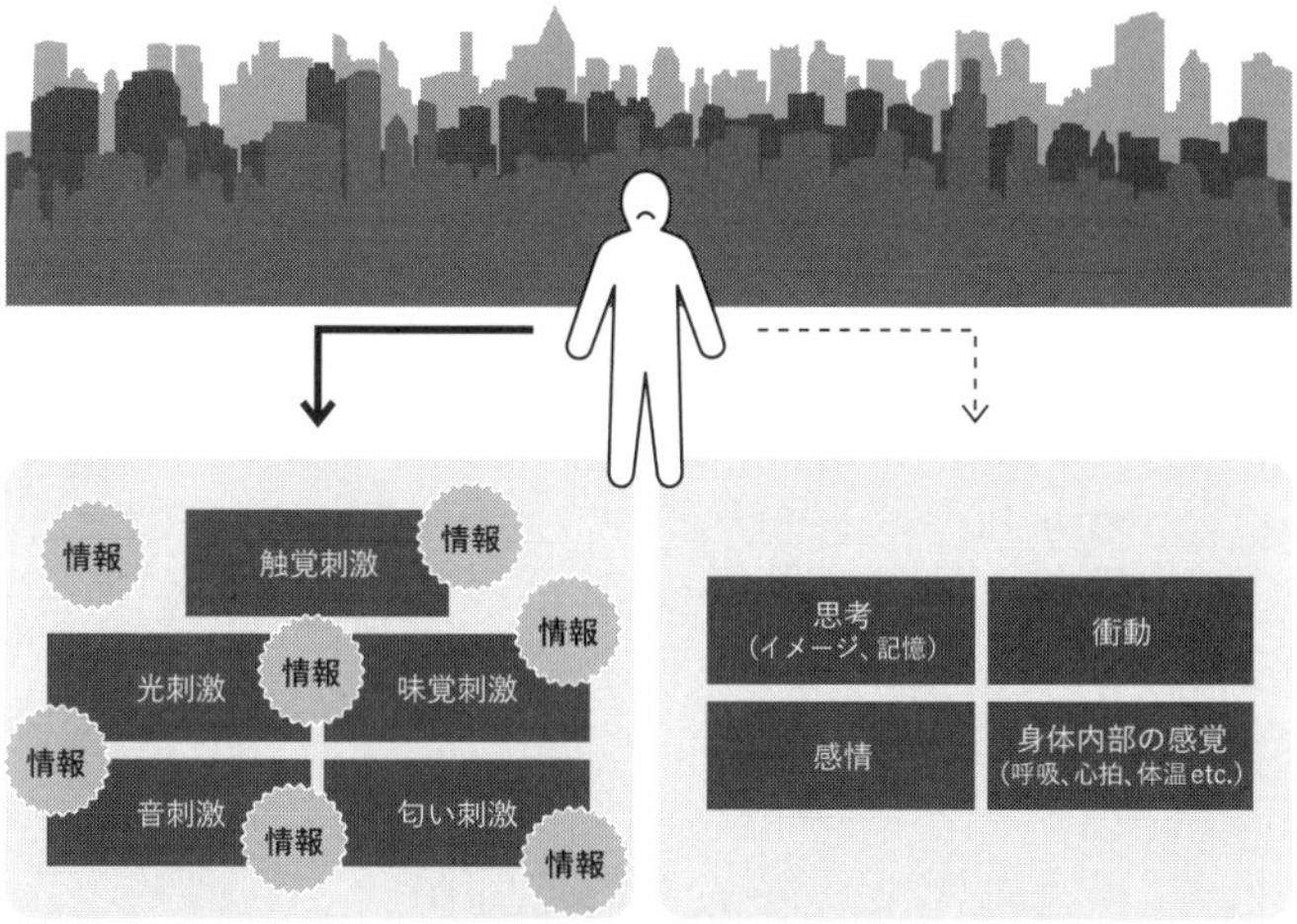

自然の中にいると外から入ってくる情報をブロックできる

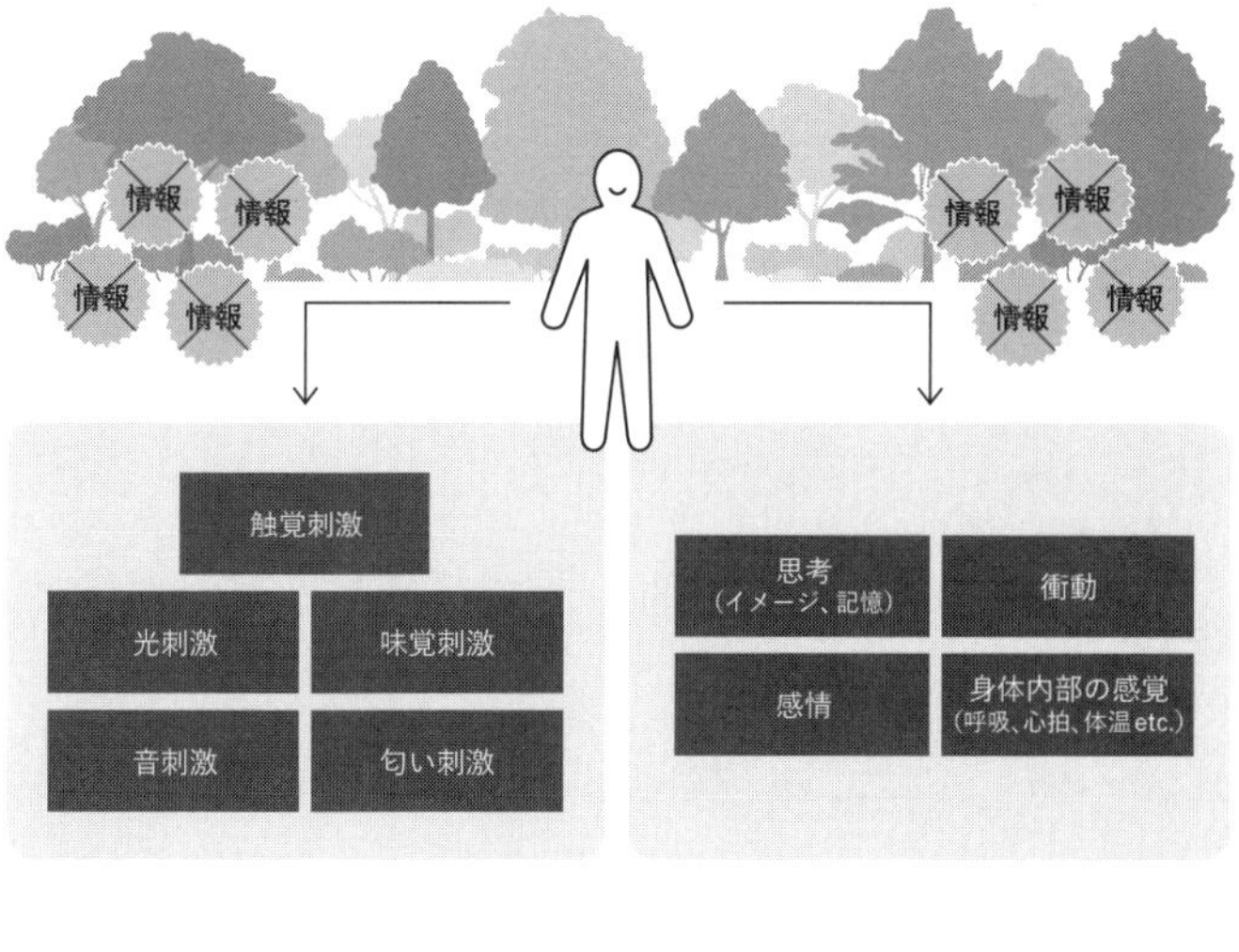

気づく能力を高めれば、疲れにくくなる

私たち人間が持っている能力の一つに、前述した「自分の内面で起こっていることを感じ取る能力」があります。これを専門的には「内受容感覚」と呼んでいます。そしてすでに述べたように、情報過多の現代においては、外界からの情報を処理することに注意資源が使われてしまうため、自分の内面に向けることのできる注意資源がとても少なくなっていると考えられます。つまり、内受容感覚が低下していることが推定され、これによって自分自身が抱えているストレスに気づくのが苦手になっている可能性があるのです。言い換えますと、「自分の疲れや悩みに気づけなくなっている」ということです。

私たちは自分の疲れに気づけなければ、それを軽減させようとか、休ませてあげようとは思いつきません。つまり疲れを知ることができなければ、疲れを解消させることもできないのです。

これが、気づく力が低下することで疲れやすくなるメカニズムと考えられます。

私の外来に受診にいらした患者さんに、こんな方がいました。

その方は私から見れば、立ちふる舞いや声色、発言の内容などから、明らかに疲れているし、色々なストレスを抱えていることが感じられました。そこで私は、薬を内服することよりもむしろ、仕事の際、1時間に1回でも席を立ってストレッチをしたり、息抜きをしたりすることが効果的であると考え、アドバイスしました。しかし、翌週再度来院された際、「先生、せっかくの助言をくださったのに、何もやれませんでした……」と申し訳なさそうにしていました。聞けば、ご本人は自分が疲れている自覚がほとんどないので、どうやって休めばいいのか、そもそも本当に休むことが必要なのかもわからず、うまく休憩をとることができなかったのです。「まだ自分は頑張れるはずなんです」と繰り返すばかりでした。しかしそれから数週間の経過で、どんどんと体調は悪化して、得も言われぬ不調感や、原因不明のめまい、胃もたれ、下痢などの症状を繰り返すようになってしまいました。そこでご本人にお願いをして、上司の方も一緒に来院していただき、仕事中に小休憩を取ることができるよう、周りの方からサポートしていただけるように話しました。その甲斐あって、ご本人は半ば強制的に1時間に1回の離席と休憩を入れるようになったわけですが、これがとても効果的に疲労を軽減させることにつながり、体の症状もうそのように楽になっていきました。そうしてよい状態を取り戻すことができてはじめて、「僕って疲れていたんですね」と自ら気づくことができたのでした。

自らの疲れを察知するという、「内受容感覚」の低下が非常にわかりやすい形で生じていたケースといえるでしょう。

この患者さんに限らず、現代人は明らかに、昔よりも自分の内側に意識を向けることが苦手になってきていると考えられます。

日本では古来より、「身体性」つまり私たち人間の体が持つ、感覚と運動という機能を追究する姿勢を重んじてきました。そして体の細部にまで注意を向けるのみならず、心を整えていくこともまた最重視されていました。

たとえば武士道では「心技体」といって、心(こころ)・技(わざ)・体(からだ)の三要素を示す言葉が知られています。これら3つ全てがバランスよくそろったとき、最大限のパフォーマンスを引き出すことができるという教訓が重んじられ、それを研ぎ澄ましていくための非常に繊細な作法・技法が実践されてきたのです。

こうした心がけは、何も武芸に限ったことではありませんでした。日頃から、室内では大きな音を立てず、畳の目を踏まないように歩いたり、着物の裾や襟元がはだけないように動いたり、昔の日本人は身分にかかわらず、誰もがとてもきれいな歩き方をしていたと言われています。普段からその瞬間の動作に気を配り、自らの所作や息遣いに注意を払っていたということです。息が乱れていたり、心ここにあらずの状態であっては、丁寧な所作はできません。古来より、日本では自分の心身に常に注意を払うことで、平常心を保って美しい動作をする技術を身に着けていたのです。

つまり日本人は元来、「内需要感覚への気づきの能力が非常に高い人々」だったのです。

しかし時代とともに、私たちの中のこうした気づきの能力が失われてきたといわざるを得ません。ダイエットや美ボディを作る目的で綺麗な歩き方を意識することはあっても、日頃から一つひとつの所作をていねいに行う心がけをしている人は、ほんのひと握りしかいないのではないでしょうか。

さらには、現代は「効率」が最も重要視される時代です。美しい動作をマスターす

るためのスキルは、それこそネット情報やハウツー本を読めばすぐに学べるのですが、それを自分の心と身体に本当に落とし込むことはなかなかできません。知識として学んだことが腹落ちしていないために、日々の生き方にそれを反映することができないのです。

これは基礎学習をしないで、試験前に資料だけ集めて満足してしまう状況のようなものです（私自身も学生時代そうだったので、耳が痛いたとえですが……）。

このように、身体性という、日本が誇るべき伝統の一要素が失われつつあることに、寂しさを覚えずにはいられません。

禅の言葉に「冷暖自知《れいだんじち》」というものがありますが、冷たいとか暖かいといった感覚は、実際に体験してみなければ何もわからないという人間の本質を説いています。つまり私たちは、身体で感じてみて、はじめてそれを知ることができるのです。

だからこそ私は日ごろ色々な方に、坐禅のような、毎日習慣として続けることで長年を経てモノになってゆく修養法の重要性をお伝えしています。いくら禅を詳しく知識として学んだ人も、坐禅や禅の作法に基づく暮らし方を日々実践しなければ、自らの心の在り方、ひいては生き方の姿勢に禅の教えが反映されることはありません。逆にいえば、知識を叩き込んで頭でっかちにならなくても、ただ習慣として日々の実践を心がけていれば、知らず知らずのうちに身体性に対する感覚が呼び覚まされ、心も体もよい状態に整えられていくということです。

少し話がそれてしまいましたが、この身体性の欠如、内受容感覚への気づきの低下は、疲れやストレスを感じ取りにくくさせることに直結します。

だからこそ意図的に練習したり、日頃から心がけたりして内受容感覚を高めることができれば、体の疲れ、心の疲れ、マルチタスクの疲れに対しても、自分がどの程度疲れているのか鋭敏に察知することができるようになります。そして、「これは心の疲れみたいだから、休日はリラックスできる場所で過ごそう」とか、「だいぶマルチタスクの仕事で脳が疲れているようだ。帰宅後はデジタルデトックスをしてみよう」といった具合に、適切なセルフケア法を見つけられるようになるでしょう。

疲れにくい生き方とは、「自分の疲れに気づき、それを適切に解消することのできる生き方」のことを指すのです。

とはいえ、自分の内面の世界にばかり意識を向けていたらよいということをいいたいわけではありません。この内側への気づきは、自分の気づきの能力のあくまでも一

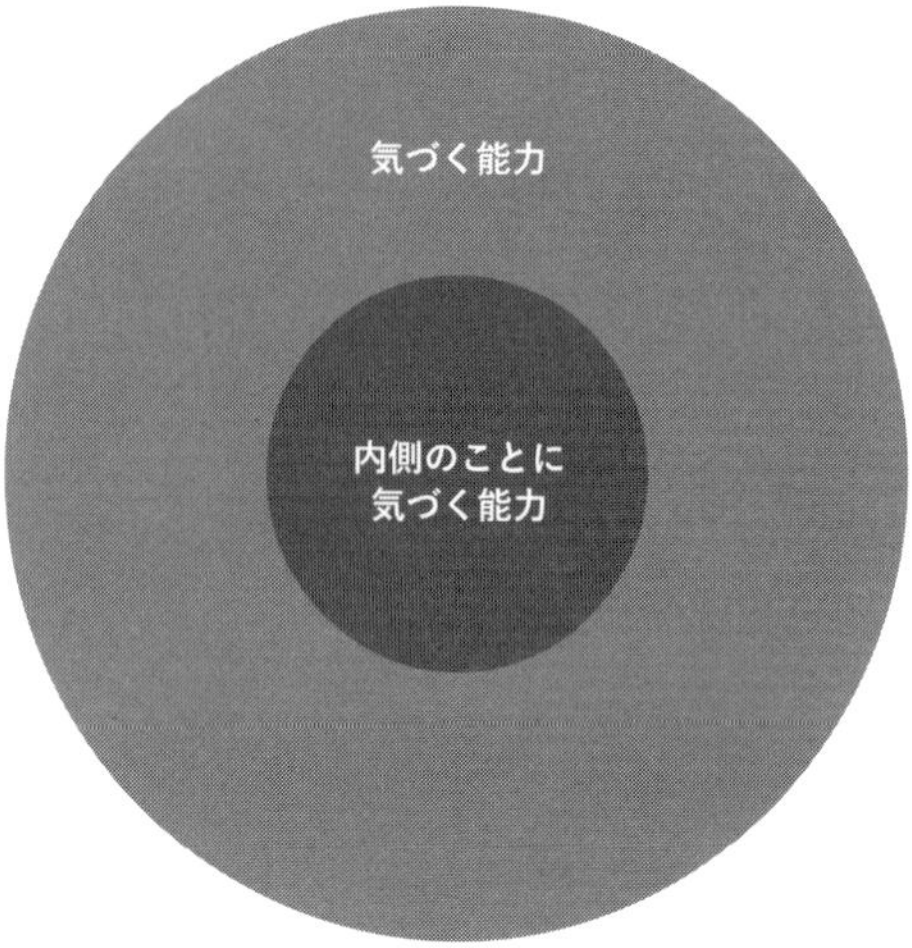

部であり、外界（外側の世界）への気づきの能力とセットになっています。つまり、ことさらに内側への能力だけ意識して高めるということではなく、外界への気づきを意識して生活することによっても、気づきの能力全体を高めることができるのです。その結果、自分の内面で起こっていることを察知する能力も自然に育まれるわけです。

道端に咲いているきれいな花に気づいたり、空がとっても青いのに気づいたり、風が心地よく肌に当たるのを感じたりする。そんないつでもできることを習慣にしていけば、やがて「今、私は心地よいなと感じているんだ」という、自分の心の中で起こっている現象にも気づくことができるようになります。

世の中に流れる情報が増えれば増えるほど、私たちは今この瞬間に注意を向けたり、気づいたりすることがとても苦手になっていきます。これこそが、現代人の混沌とした疲労感の大きな一因となっている可能性が高いのです。ならば、いかにして気づきの能力を高めることができるのかが、これからの時代を健やかに生きるための一大テーマといえるのではないでしょうか。

気づく能力の高い人、低い人

気づく力が重要だというお話をしてきましたが、これは多方面にバランスよく気づく力を育むことが重要で、それが高すぎても低すぎても私たちの心身に支障をきたす可能性があります。

というのも、世の中には、そもそも気づきの能力が非常に優れている人の存在が近年明らかになってきました。

HSP（Highly Sensitive Personの略称）という言葉が昨今、注目されるようになりました。生まれつき、感覚が非常に鋭敏な人という意味です。

色々なタイプのHSP傾向があることが分かってきており、人によって音に敏感な人、においに敏感な人、光に過敏な人、そしていずれの感覚にも敏感な人など様々な方がいらっしゃいます。もちろん、自分の感覚を鋭敏に察知できることは高い能力といえますが、あまりにも過敏だと日常生活で困りごとが生じてしまいます。たとえば、においに対してＨＳＰ傾向を持って生まれた人は、ちょっとでもタバコのにおいが漂ってきただけで吐き気がしてきたり、満員電車の汗のにおいをわずかに感じただけで気持ちが動転してパニック発作を起こしたり、めまいを起こしてしまったりということが起こり得ます。

そうではない人から見ると、あまりの過敏な反応にびっくりするわけですが、ご本人からするとそれが元々自分に備わっている体質なのですからどうすることもできないわけで、悩み苦しんでいる人も少なくありません。ＨＳＰ自体は病気でも何でもないのですが、そうした特性を持っているということに悩んで心のバランスを崩してしまった方が、実際に私のクリニックに数多くいらっしゃいます（ＨＳＰの方に対する治療やケアについては紙面の都合上、他の専門書に譲ります）。

私のクリニックでも、こうしたＨＳＰ傾向のある方の受診例は少しずつ増えていますが、それは世の中にＨＳＰの方が増えているからではなく、ＨＳＰという概念自体が近年急速に認知されるようになったからであると考えます。

一方で、ＨＳＰとは対照的な、「気づく能力が不足している人」はここ数年で急速に増えていることを実感しています。こうした人たちに特徴的なのは、ご自身では気づくことが苦手であるということに気づいていないということです。その理由は単純で、「気づく能力が不足している」ということ自体に気づけないからです。では何故こうした方々がクリニックにいらっしゃるのかというと、心のストレスが限界を迎えたとき、ハッキリとした身体の不調として自覚されるようになるからです。

こうした方たちに、のちにご紹介する練習法を実践することで気づきの力を高めていただくと、数週間、あるいは数か月かけて、徐々に変化が実感できるようになります。「なぜかわからないけれど、最近細かい体の変化がわかるようになってきました」とか、「自分のことが少しだけ客観的に見えるようになってきました」といった報告をして下さいました。

私の患者さんの中には、ボディスキャンという体への気づきを高めるワークをするようになって半年ほど経ったころ、お腹が重だるく違和感があることに気づかれて、病院で調べると直径10センチ以上の子宮筋腫が見つかったという方がいました。婦人科の先生いわく、何年も前から子宮筋腫はあったのでしょう、とのことでした。にもかかわらず、自覚症状に乏しいタイプの筋腫の場合、長年その存在に気づかないということはしばしばあるそうです。もちろん、この患者さんがボディスキャン瞑想の効果だけで子宮筋腫を見つけられたとは断定できません。たまたま増大してきた時期に一致しただけかもしれません。しかし同様に、ボディスキャン瞑想を続けることで身体の疾患に気づくことができた事例が他にいくつもありますから、気づく力が上がると自分を助けるきっかけになる可能性は高いのではないかと思います。

ここまでのはっきりした疾患ではなくても、肩こりや疲労感、睡眠の質の悪さなど、体の状態に対する感度が高くなることで、さまざまな異変に気づくことができるケースを目にしてきました。「自覚症状」という言葉が医療の世界ではよく用いられますが、自覚症状の程度の差も、病気の状態の良し悪しだけでなく、気づきの力の度合いが影響していることを実感します。

これは脳の疲れにもいえることです。もちろん私たちは、脳の中の状態を感じることは基本的にできません。しかし、なんとなく爽快な疲れと、ぐったりとした重い疲れの違いを感じることはできます。こうした「疲れの質」を感じ取る、気づきの能力が育まれることによって、今自分は体を休めるべきなのか、それともひと時の間悲しみに浸って心をケアするべきなのか、もしくは自然の中で過ごすことで気づきの力を回復するべきなのかといった具合に、適切な対処方法を判断できるようになるのです。

アウェアネスとアクセプタンス

この気づきの能力は、実は大事な判断を迫られる経営者や人を動かすリーダーにも非常に重要な資質といえます。

経営者やリーダーは、自分の会社の人たちそれぞれに、適材適所で仕事を分配することが日々求められます。そのためには、その社員がどのような業務に取り組むときにやりがいを感じているのかを察知する能力が求められます。たとえば定型業務を忠実にこなすことに安心と喜びを見出す人もいれば、色々なステークホルダーの調整を行い、人を動かすことにやりがいを感じる人もいます。様々な状況に柔軟に対応するためには、マネジメントをする人は一律にこうあるべきという考え方ではなく、人と人、1on1のきめ細かな対応を通して、チームや組織として能力を発揮できるように導くことが欠かせません。

しかし、リーダーにも自分自身のタスクがありますから、部下やチームのマネジメントだけに時間を使い切るわけにはいきませんし、そうした対応に奔走してばかりではリーダー自身も疲弊してしまいます。

そんな人たちこそ、外界に対する気づきの力を育み、部下たちがどんな仕事や働き方にやりがいを感じるのか、あるいは上司からのどんな言葉を求めているのかなど、一人ひとりに最適な対応法を察知する力が必要といえるでしょう。人を動かすためには、まず相手を観察するという姿勢と能力が不可欠ということですね。

またリーダーはセルフマネジメントも欠かせません。彼らは重大な責任をともなう判断を求められる立場ですから、大きなストレスが日々かかっているのは当然です。それに加え、部下たちの状態に目配りをする必要にも迫られています。知らず知らずに心の負担が蓄積してしまうこともあるでしょう。ところがとりわけ日本においては、経営者や管理職といった人の上に立つ立場の人が、うまく自分の弱音を吐けない傾向も指摘されています。日本独自の風土からか、「リーダーたるもの、弱音を吐いてはいけない」と耐え忍ぶことに美徳を感じ、どこまでも我慢を続けてしまう人が少なくないのです。

こうした立場の方たちも、自分自身の心と身体の状態に対する気づきの力を持っていただくことで、「自分は今ちょっといっぱいいっぱいな状態だな」と客観的に気づけるようになり、これまでは考えもつかなかった、自分をケアしてあげるという観点に立つことができるようになるでしょう。体調管理もリーダーの大切な仕事ですから、プレッシャーやストレスを受けやすい立場にある人ほど、自分自身の状態に対しての感性を磨くことが必要なのです。

自分自身への気づきの能力を海外では「セルフ・アウェアネス」と呼び、リーダーシップ論や経営学におけるマネジメントの分野では必ずといってよいほど話題にのぼる、重要な資質とされていることも不思議ではありません。

ただ、先述のＨＳＰの話題で触れたように、気づきの能力が突出して高すぎることもまた、困りごとの原因になってしまうことがあります。こうした人たちは、視覚や聴覚といった、ある特定の知覚だけが極めて鋭敏であることから、そのアンバランスな気づきの高さに不自由さを覚えているのです。

そこで、五感および自分の内面的な感覚（思考や感情など）に対して、バランスよくほどほどに高めるにはどうしたらよいのかを検討する必要があります。

そのために欠かせないのが、単に気づきだけに重きを置くのではなくて、同時に

「受け入れる心のあり方」もセットで意識していただくということです。

第2章で、「自分に慈しみを与える」という表現を用いて、自らの思考や感情を否定することなく「受け入れる」というプロセスが大切とお伝えしました。

そのためのポイントは、何かの感覚に繊細に気づいたとしても、その気づきの内容に対してノンジャッジメンタル（判定することを手放す）であるということです。天気の例でいえば、「ああ、今日は雨だ。うっとうしくて気が滅入るな」とか、「今日みたいな快晴の日は気分もいいな。毎日こうだったらいいのに」といった具合に、良し悪しの判断をする癖を止めてみましょう、ということです。気づいたことに一喜一憂するのではなくて、その感覚が心地よいものであっても、ときには不快なものであっても、一旦はそのままにただ受け入れてみるという姿勢です。

この「受け入れる心の姿勢」のことを、海外では「アクセプタンス」と呼んでいます。気づきの能力である「アウェアネス」だけではなく、「アクセプタンス」を一緒に育むと、繊細で緻密な感性を持ちながらも、おおらかな心で様々な体験を受け入れられるようになるのです。

気づきが豊かであること自体は能力であり、否定すべきものでは決してありません。

ただその感度の高さに寛大でいられないと、自分を責めたり、周りを気遣い過ぎてしまったり、自分を疲れさせたりする原因になる可能性があるのです。

受け入れる能力を育むことで、自分の豊かな気づきの能力をあるがままに享受することができ、ひいては自己肯定感も涵養されることを知っていただければ幸いです。

休息できない デフォルト・モード・ネットワーク

気づきの力が低下する理由をより詳しく考えてみると、脳がアイドリング状態を保持してしまっていることも挙げられるでしょう。アイドリングといえば自動車でよく使われる用語です。信号待ちや休憩のために停車しているにもかかわらず、エンジンは稼働している状態のことを指します。

脳でも、このアイドリング状態があることが、近年の神経科学の研究で明らかになってきました。そしてこの脳のアイドリング状態が過剰になってしまう理由は……そう、マルチタスクです。

脳には外から入ってくる情報に備え、待ち受けるための準備状態があることが判明し、これを専門的には「デフォルト・モード・ネットワーク」と呼ぶようになりました。

たとえ話ですが、コールセンターにはいつ問い合わせが入ってもいいように、対応できる人が常駐していますよね。そうした人たちが待機していなければ、顧客からの電話がかかってきても対応することができません。もちろん、たとえ誰もコールセンターに電話をかけてこなくても、待機している従業員には規定通りの給料を支払わなければなりません。

これと同じように、私たちの脳には外からいつ情報が入ってきても対応できるように、スタンバイ用の機能があるということです。ちなみに「デフォルト」という言葉は、「初期設定」の意味です。いわば徒競走で走り始める直前の状態、「ヨーイドン」の「ヨーイ」の状態というわけです。

このネットワークがしっかりと働いてくれるおかげで、私たちは不意に名前を呼ばれたときに応えることができますし、人混みの中を人とぶつかることなく歩くこともできます。

もしこの機能が完全にオフになってしまったら（実際には完全に停止することはないのですが）、都会の人ごみの中を上手に歩けなくなってしまうでしょう。

その意味で、このネットワークは目まぐるしい時代を過ごすために必要不可欠な脳の装置といえるでしょう。しかしながら、先のコールセンターの例で電話応対がなくても人件費が発生するのと同じように、このデフォルト・モード・ネットワークもかなりの脳エネルギーを消費していることが明らかになっています（脳のエネルギーの半分以上はこの機能で使っているとされています）。

ですから脳のアイドリングとはいっても、車が走っているときと同じかそれ以上にガソリンを消費してしまう、大変効率の悪いアイドリングというわけです。

外から流入する情報に備えているだけで、半分以上もエネルギーを使ってしまうなんて、私たちの脳がいかに、あらゆる出来事に対応するために高度な脳機能を準備しているかがわかるように思います。

一方、一点集中モードで目標に向かって脳を働かせようとする場合には、別のネットワークに切り替わることもわかっています。先ほどのデフォルト・モード・ネットワークとは打って変わって、脳が効率的に高いパフォーマンスを発揮するためのネットワークです。これを「セントラル・エグゼクティブ・ネットワーク」といいます。セントラルが「中央」、エグゼクティブが「実行する」という意味ですから、日本語では「中央実行ネットワーク」といわれます。

細かな専門語を覚える必要はないのですが、このようにして私たちの脳には色々なネットワーク、すなわち「脳のモード」が設定されていて、場面や状況によって切り替えることで上手に適応するよう、デザインされていることを知っていただきたいのです。

よく、スポーツの分野で集中力が極限まで高まっている状態を「フロー」とか「ゾーン」と表現することがありますが、これはセントラル・エグゼクティブ・ネットワークが高いレベルで働いている状態と近いのではないかと考えられています。

意外かもしれませんが、もしこのセントラル・エグゼクティブ・ネットワークが活性化されている場合、さきほどのデフォルト・モード・ネットワークをメインに働かせているときよりも疲れにくいと考えられています。というのも、脳は一つのことに注意が向いている場合、エネルギーの消耗が少ないと考えられているのです。特に自分が好きなことをしているときや、ポジティブな感情とともにゾーンやフローに入っている場合は、まったく精神的な疲れを感じないという人もいます。

徒競走の例で考えてみましょう。小学校の運動会で走ったことを思い出してみて下さい。もしずっと、あのスタートラインで姿勢を落とした「ヨーイ」の状態で待機させられるとしたら、ものすごく疲れそうですよね。いつくるかわからない「ドン」の音を緊張しながら待ち続けるのですから、身が持ちそうにありません。でもいざ号令がかかって走りはじめると、その競技に集中していれば、時間を忘れてあっという間にゴールしていたのではないでしょうか。

まさにこれと同じように、脳を疲れさせないためには、できるだけシングルタスクに切り替えて、一つのことに集中するモードをつくって脳を働かせてあげる必要があります。

しかし、スマートフォンを机の上に置いて、常にメールやＬＩＮＥ、その他ＳＮＳにアクセスしながらですと、一見作業に集中しているように見えても、心のどこかで「メールが来ていないかな」「インスタグラムの写真にいいね！がついていないかな」

「チャットの返信が来ていないかな、既読になっていないかな」と考え、注意の一部は常にスマホに向いています。これこそが「無意識なマルチタスク状態」であり、脳をアイドリング状態にしてしまうことで疲労を招きやすくなるのです。

このような無意識のマルチタスクの対策として、スマートフォンのお知らせ機能やパソコンのポップアップなどをあらかじめ停止しておいて、「いつでも連絡や通知が来る可能性がある」という状態から解放することが大切です（ちなみに私は、メールやSNSの確認は1時間に1回以上はしないというマイルールを実践中です）。

こうした無意識のマルチタスク状態がもたらすさらに悪いこと、それは、本来オフにすべき休息の時間にも脳が働き続けてしまうことです。

仕事の日であればいろんな作業をこなし、いろいろな人と連絡を取ることもある程度は許容しなければならないでしょう。しかしいざ仕事がオフになって休みの日を迎えても、デフォルト・モード・ネットワークを休ませることができないので、抱えている仕事や課題が頭から離れず、じわじわとエネルギーを消費してしまいます。仕事はオフでも脳はオンになっている状態では、週末も休息ではなく疲労を招く一因になってしまいます。

デフォルト・モード・ネットワーク
＝
ヨーイドンの「ヨーイ」の役割

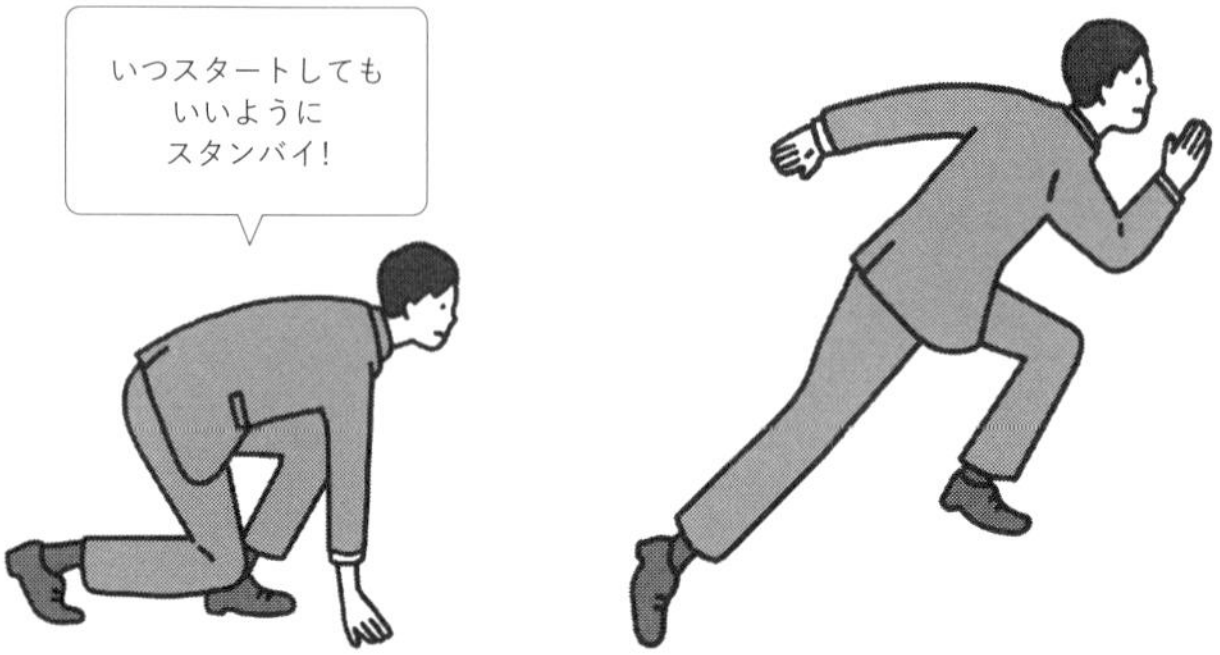

もちろん脳は自動車とは違いますから、デフォルト・モード・ネットワークのエンジンを完全に切ることはできないのですが、ある程度鎮静化させて休息モードにすることは可能です。そのための方法は後述しますが、まずはご自身の脳が常にアイドリング状態にあるというメカニズムを知っておいていただければと思います。

脳疲労と自律神経

脳の疲れが引き起こす症状は実に様々です。

たとえば「体が重い」「頭が重い」「めまいがする」「蕁麻疹が出る」といった身体的な症状を自覚する人もいれば、「なんとなく落ち込む」「集中力が続かない」「常にイライラする」といったメンタル面の不調を自覚する人もいます。あるいは睡眠がうまく取れなくなるという人も多いのですが、これは心と身体の両方にまたがった不調といえるでしょう。

いずれにしても、これらは脳疲労によって自律神経が乱れた結果として生じていると考えるのが自然です。

自律神経とは、私たちがたとえ意識しなくても、常に身体の機能を調整し、生体リズムを保持してくれている、いわば「全身の自動調節装置」です。

たとえば体温を一定に保ったり、食べたものを消化したり、血液を全身に送る量を

交感神経（興奮）と副交感神経（鎮静）は
自動的に切り替えられている

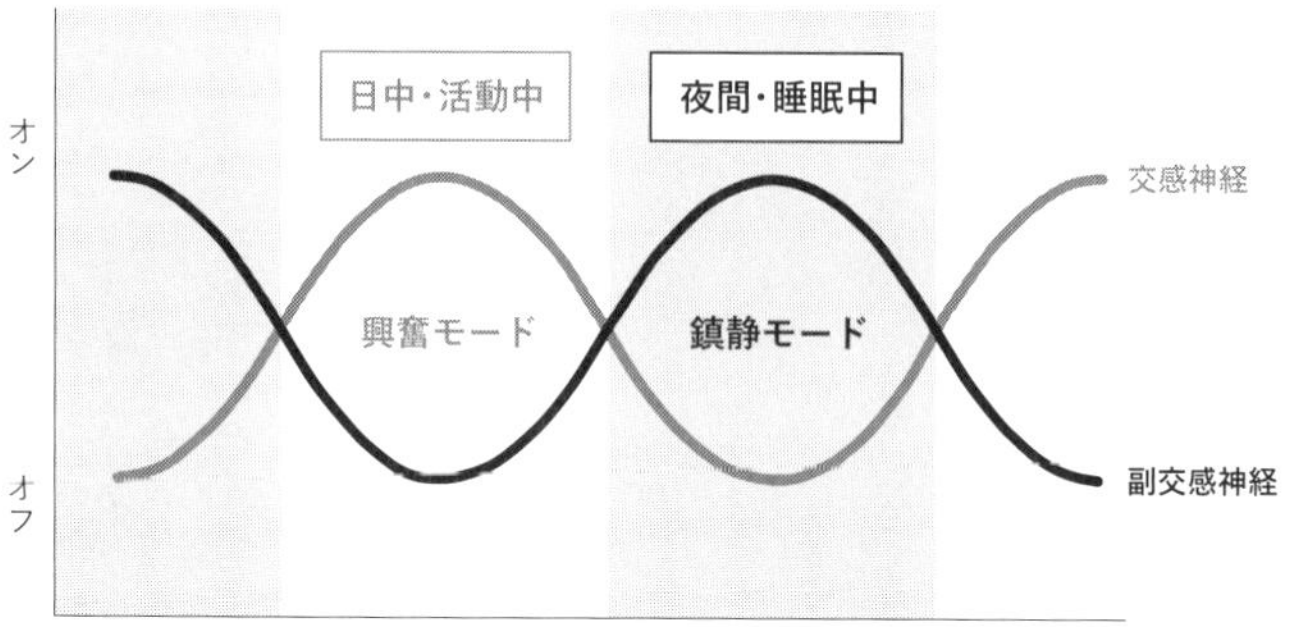

調節したりするのも自律神経の役割。これらは私たちが意図的に調節しているわけではありませんよね。でも、これらの機能がないと私たちは生命を保つことはできません。身体はこの生命活動を守るために無意識的、つまり自律的な働きを備えています。それが自律神経です。

自律神経の最大の特徴は、2種類の正反対の神経系で構成されているという点です。次の2種類がそれにあたります。

・交感神経：主として昼間に働く神経で、興奮や集中をもたらす

・副交感神経…主に夜に働く神経でリラックスや鎮静をもたらす

この2つの神経が入れ替わるようにして活性化することで、昼と夜、活動時と休息時といったTPOに合わせて自動的に働くのですが、両者のバランスがうまく維持されなくなると、夜なのに眠れなくなったり、お昼なのにだるくて活発に動けなかったりといったことが起こります。自律神経は私たちが健康で、生き生きと日々を送るための縁の下の力持ちのような役割を果たしているのです。

でも困ったことに、ひとたびこの自律神経が乱れると、身体のいたるところに不調が生じるようになってしまいます。なぜなら、自律神経の線維は全身のあらゆる部位、あらゆる内臓臓器にくまなく分布して、その機能調節をおこなっているからです。

脳の中には視床下部という部位があり、自律神経の調節に重要な役割を担っています。ところが、脳に入ってくる情報が多くなり過ぎたり、マルチタスクで脳が疲弊したりすることで、脳全体の機能がうまく働かなくなり、その影響は視床下部にも及びます。

すると、自律神経による身体の機能調節がうまくいかなくなってしまい、下痢や便

自律神経の不調になると心身のどこに異変が出てもおかしくない

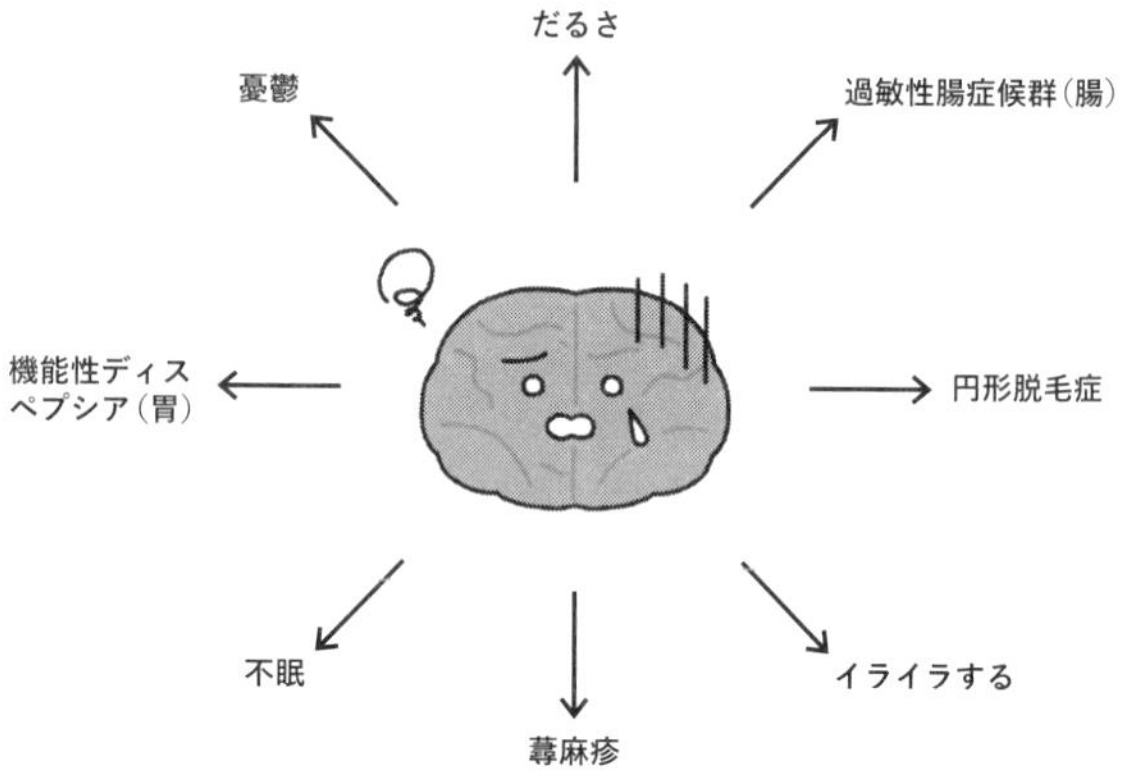

秘、胃もたれや吐き気、皮膚の異常、めまい、倦怠感など、体の様々な場所に変調をきたすことがあるのです。睡眠の質が低下して、寝つけなくなったり、途中で目が覚めてしまうようになることもあります。

これらすべては一見すると身体の不調なので、原因は体の各部位にあるように思えるのですが、詳しくお話をうかがったときに、脳疲労が原因で自律神経が乱れていると考えられるケースが少なくありません。

身体の不調が出ているときに体を休めることはもちろん大切です。しかし疲れの原因が全く別のところ

（脳）にある場合には、「脳の休め方」を知ることが大切です。

禅僧コラム

テレワークと出社はどちらが健康？

2020年に突如、地球上に大きな混乱をもたらした新型コロナウィルス。私たちこの世のほぼすべての人が大きな影響を受けたといっても過言ではありません。

その中で、働く世代の方々にもたらした大きな変化の一つは、仕事のスタイルではないでしょうか。「テレワーク」という多くの人にとって馴染みのなかった言葉が、わずか数か月のうちに知らない人はいないほどの言葉となりました。

実際にこの新しい仕事のスタイルを体験された方たちからは、さまざまな声が聞かれています。「家から出ないで仕事できるので安心できる」という人もいれば、「パソコンの画面上でしか部署内のメンバーとやりとりができず、不便だし精神的にも疲れてしまう」という人もいます。

実際のところ、毎日規則正しく出社するのと、テレワークで勤務するのとでは、どちらが心身に対する負担が少ないのか、その答えはまだ分かりませんが、私はどちらにもメリットとデメリットがあると感じています。

出社型のわかりやすいメリットは、朝起きていつもの時間に家を出るという規則正しい生活が保たれるため、自律神経が乱れにくいということでしょう。

自律神経は、ただリラックスしていればよいというものではありません。一日を通して適度に揺らぎながら、バランスを保っている状態がよい状態です。つまり仕事モードの「交感神経」と、休息モードの「副交感神経」が、適切なサイクルで交互に活性化されることが大切です。ちょうどコマを回すように、回っている間は安定して立ち続けることができますが、回転が止まった瞬間に倒れてしまいます。ちゃんと揺らぎがあるからこそ、私たちは夜になるとリラックスモードに入り、ぐっすりと眠れるようにできています。この揺らぎがなくなって一日の生活が平坦なものになれば、おのずと夜になってもリラックスした状態に入ることができず、不眠を誘発してしまうのです。

テレワークをしている人は終日家にいるので、この自律神経の揺らぎが起こりにくく、身心の不調をきたしやすいことが指摘されています。

もちろん対策がないわけではありません。私はテレワークの方には自宅で仕事専用のエリアを設けるようお勧めしています。自宅で仕事をする方が抱えがちな問題点は、仕事と日常生活との境目があいまいになってしまうということです。夜になっても仕事モードを引きずったままプライベートタイムに入るので、心や脳も切り替えにくいのです。するとうまく体がリラックスモードに入れないために、浅い睡眠をとることになり、翌朝疲れが残った状態のままということになりがちです。そのままだらだらと仕事を始めてしまい、能率も上がらない……。こんなスパイラルに陥りがちです。これはまさにテレワーク型の生活をしている人に生じやすい、疲れのパターンといえるのではないでしょうか。

ちょっとしたパーテーションや観葉植物でも結構ですから、仕事する場所を生活空間から区切ってみることをお勧めします。このスペースに入ったら仕事の時間、リビングやソファは休憩の時間というように、空間のメリハリをつける工夫で疲れを軽減することができるようになると思います。

また、テレワークの方が睡眠リズムを保つためには、何よりも優先して「朝の日光」を浴びることをお勧めしています。さらに理想的には、それと同時に軽く身体を動かすことで、交感神経を有効に活性化することができます。ですから私は不眠でお悩みの患者さんに、「できるだけ朝、ジョギングか散歩を習慣にしてください」「早朝にカーテンや窓を開けて、朝の日の光をお部屋に取り込んでください」と必ずお伝えしています。

たとえテレワークであっても、可能な限り出社しているときと同じような環境を維持することで生活リズムが整い、テレワークでも自律神経のほどよい揺らぎを作り出すことができます。

一方で、テレワークの大きなメリットの一つは、対人ストレスを軽減できることでしょう。オフィス環境においては多くの人が一つのスペースを共有するため、人口密度の高さがストレスを生み出します。対人接触も必然的に多くなりますから、コミュニケーションによるストレスや緊張感が生じやすく、ストレスと感じる人が少なくありません。

人が密集するオフィスで長時間過ごしたり、満員電車に乗ったりといった従来の都市型生活のプロセスが、実は私たち人間にとっては大きなストレスとなっていることは、様々な社会医学の研究によって明らかにされています。

ですから、元来人混みがとても苦手だったり、周りの目が気になりがちだったりする方は、この機会にテレワークを通してご自身の心や体のありように意識を向けてみると、自らの仕事のスタイル、ひいてはライフスタイル全般を見直すよいきっかけになるかもしれません。

こうしたテレワークの良い面、悪い面はあるものの、どちらにせよ長期間自宅で過ごし続けることによって、漠然とした不安感や、「自分は何も成長していないんじゃないか?」という思いが込み上げてくる人も少なくないようです。

特に新型コロナウィルス感染症の流行は、すでに一年以上もの長期間にわたって人類を脅威にさらしています。従来はオフィス型の勤務をしていた方がいきなりテレワーク型になり、長い間外出もあまりせず、仲間との対面交流によるつながりを持てないことにより、仕事への気力が低下してしまうのは無理もないことです。

私たちは適度な緊張感や心理的負荷があるからこそ、それを乗り越えることにやりがいを感じられるし、人生に張りも出てくるものです。オフィスに出勤することで気を引き締めたり、仕事仲間と会うことでモチベーションを維持したりすることもある程度は必要なのではないかと思います。

しかしながらこの先、地球上の環境がどのような状況を迎えるか予見は困難です。これは全くの私見ですが、テレワークの普及と定着がさらに進んでいくとしても、週1回か2回程度は出社日を作って、ほどよい緊張感を持つことは、疲れにくい身体を作るためにもよいことなのではないかと考えています。

コミュニケーション能力が高いと疲れにくい

社会の中で、他者と上手に関わるために非常に重要なのが、「コミュニケーション能力」であることはいうまでもありません。人とうまく関わることで、私たちのストレスが軽減されるのは想像に難くないでしょう。しかしながら、一概にコミュニケーションが上手そうな人ほど疲れにくいのかというと、どうもそうではないようです。

そもそも、「コミュニケーション能力が高い」とは、誰とでも近い距離で仲良くなることではありません。

私のクリニックにいらっしゃる患者さんの中にも、一見とても明るくて社交的、誰が見てもコミュニケーションが上手だなと感じる人がいます。しかしその人にしてみれば、周囲の目を気にして自分をそう見せているだけで、実際は職場など外の世界で無理をし過ぎてしまい、疲れ切ってがくんと落ち込んでしまった経験を何度もされているのです。相手とスムーズに関わる能力には長けているのですが、本当に自分が求めていることを外に表現できないため、ハッピーな人間関係をつくれているとは感じられないのです。

本当の意味でコミュニケーション能力が高い人とは、無理せずして、頑張らずして他者とよい関係を結んでいける人のことを指すのではないかと私は考えています。

そのためには、自分のコミュニケーション能力を的確に把握し、人との距離感や接触する頻度を、自分である程度コントロールする技術が求められます。

時には他者と一定の距離を保ったり、おつき合いする人の範囲をうまく自分で調整できるのみならず、そのプロセスで誰にも不快な思いをさせないような、バランスのよい立ち振る舞いができる。そんなバランス感覚こそが、本当の意味でのコミュニケーション能力なのではないかと思います。これはまさに疲れない生き方そのものですよね。

でもそんな器用な芸当ができる人が、どれほどいるものでしょうか？　おそらく多くの方はこれを読んで、「ハードルが高いなぁ」とお感じになったのではないでしょうか。かくいう私自身も、そのようには振る舞えていないなぁと自覚しています。

大切なのは、はじめからそんなコミュニケーションの「万能選手」を目指すのではなく、まずはやはり「気づく能力」をコツコツと育むことだと思います。

詳細は前述しましたが、日常生活の行為の一つひとつを丁寧に、そのことに注力して行ってみる。そしてあるがままの現実の中で、たとえば季節の風を感じるとか、わずかな味の変化があるとか、普段と体調が微妙に違うといった、細やかな気づきを意識してみる。こうした日常からの心がけによって、私たちの気づきの能力はゆっくりと、しかし着実に涵養されてゆくのです。

そしてやがては、その気づきの対象を自分だけでなく、他の人の在り方にまで広げられるようになります。

「あの人と自分はどれくらいの親密さで関わるのがいいのかな」「自分自身は今、他人とどれくらいかかわるのがいいのかな」といったことまで、次第に察知することができるようになっていくのです。

それはいい方を変えれば、「自分に正直に、無理なく生きていく」というスタンスを持てるということに他なりません。「ちょっと疲れているから、これ以上人と会うのをやめておこうかな」と思ったとき、やんわりと相手を傷つけないような伝え方で

「またゆっくりと時間が作れるときにしていただいてもいいですか？」とお断りすることもできるようになるでしょう。

多くの人と親密な関係を築くことではなく、他者との関係を壊さない程度にかかわりの量をコントロールできることが、人との関係を円滑に保つスキルだということです。「全ての人に最大限対応しなければ社会人としてダメ」という風に考えておられる、とても真面目な方も少なくないのですが、すべてを完璧にする必要はないと知っていただくことが、人生を健やかに歩んでいく第一歩となるかもしれません。

無快楽（アンヘドニア）

自分の人生を豊かにすること、幸せを感じて生きることとは、私たち人間にとっての一大目標なのではないでしょうか。たとえ辛いことやストレスを感じることがあっても、それを乗り越えたときの達成感や感動、心の豊かさを、誰しも求めていると思います。日々大変なことに挑戦しながらも、今日一日をよりよく過ごすことを望んでいるでしょう。

実はこうした生きがいや、達成の喜びは、「気づきの力」があってはじめて感じられるものです。もし、何らかの原因によって気づく力がほとんどなくなってしまったらどうなるのでしょうか？

第2章のマインドワンダリングの部分でも述べた「アンヘドニア」の上昇が出てきます。

繰り返しになりますが、端的にいえば「何をしていても楽しくなくなってしまう」「楽しい気持ちがないから、何の意欲もわかなくなる」という状態です。

もう10年以上も前の事です。私の診察室にいらした40代の男性の患者さんで、もともとサーフィンが大好きで、休みの日は毎週海へドライブに行っていたという方がいらっしゃいました。この方がはじめて受診された際、私は予め書いていただいた問診表に「サーフィンが趣味」とあるのを見て、ほんの雑談のつもりで「最近は、どのへんの海に行ってらっしゃるんですか？」と聞きました。すると彼からは、「いやぁ最近は忙しくてなかなか行けませんね……」「疲れていることもあるし、週明けにちゃんと仕事できるように土日は家で休むようにしています」というお返事が返ってきました。これが友だち同士の日常会話なら、「忙しくて大変だねぇ」といった程度の返答になるのだと思いますが、私がこの方とお会いしているのは心療内科の診察室です。もしやただごとではないくらい、疲弊し切っておられるのかもしれないと感じた私は、「もしかすると、サーフィンの事を考えてもワクワクしたり、仕事が落ち着いたらまた行きたいと思えなくなっていませんか?」とうかがいました。すると彼は、急に苦悶に満ちた表情になり、大粒の涙を流されたのです。「僕は今、大好きだったサーフィンすらも楽しみではなくなってしまうくらい、疲れ切っていたことを知りました……。だから自然とクリニックに足が向いたんですね。先生、どうか少し休ませていただけないでしょうか……?」と絞り出すようにおっしゃったあの声を、私は今も鮮明に思い出すことができます。「過労によるうつ状態」、これが私の作成した診断書の病名です。幸いにして3か月間の休職と自宅療養によって元気を取り戻された彼は、その後大好きな海の近くにある会社に転職し、ハツラツと仕事をされるようになりました。毎週末のサーフィンどころか、平日も朝起きてサーフィンをしてから出勤していることをうかがった私は、もう通院しなくても大丈夫なまでに回復されたと確信しました。もちろん、「アンヘドニア」が全く無くなったからです。

この方のように、とくに働く世代においては、忙しい仕事の日々にとても疲れているにもかかわらず、「仕事で疲れるのは当たり前」と我慢して無理を続けてしまい、楽しさを感じられなくなるところまで追い込んでしまう方が少なくありません。かつてならちょっとでも時間があればすぐに海に行って、波を見てワクワクしていたのに、「なんだかめんどくさい」「今日は家でゆっくりしよう」と思うようになってしまう。これはすでに「無快楽症」の徴候なのですが、ご本人にしてみれば、ある日いきなりそうなるわけではなく、だんだんと心を疲弊させていき、知らないうちにそのような状態になってしまうため、「もはや自分は疲れ切っている」ということを自覚するのが難しいのです。

同じようなことは他の場面でも見られます。とくに食べることに関連したアンヘドニアはとても多いように感じます。元々は食べることが大好きで、新しいレストランを探して食べ歩きをしていたのに、「最近はあまりレストランを探さなくなったな」「休みの日に食べ歩きをしなくなったな」というケースです。

こうした反応が続くなら、アンヘドニアの徴候と考える必要があるかもしれません。うつ病の患者さんのほとんどに認められるこのアンヘドニアですが、はっきりとしたうつ状態とは診断できないまでも、脳の疲れの蓄積によってアンヘドニアの徴候が見られ始めている人は、潜在的にはとても多いのではないかと思います。

他にも、

・以前は仕事帰りに時々展示会に行っていたのに、最近はそんな気になれない
・以前は同僚と「飲みニケーション」をしていたのに、今は行く気がしない
・ヘアサロンやネイルに行っておしゃれを楽しむのが趣味だったのに、興味がなくなってしまった
・ゲームが大好きだったはずなのに、あまり熱中できないし、楽しくない

といったように、様々なパターンの方がいらっしゃいました。

アンヘドニアの状態では、食欲、物欲、性欲などのあらゆる意欲が失われてしまいます。お腹が空いても「食べたい」という気持ちになれませんし、好きな人にも「彼

（彼女）に会いたい」という感情がわきません。大好きだった趣味の車やアクセサリー、洋服などにも興味を持てなくなってしまいます。

重要なことは、このような状態は誰にとっても無縁ではないということです。身心の著しい疲労によって、どんな人でもこのような状態を経験する可能性があるのです。そしてその状態を放置すれば、いつしか重篤なうつ状態（あるいはうつ病）に至る可能性すら否定できません。

アンヘドニアの徴候がある全ての人がうつ状態というわけではありませんが、もともとのご自身の状態と比較して、明らかに興味や楽しみを感じられなくなっているという場合には、一度精神科や心療内科などで専門医による診察を受けていただくことをお勧めします。

大切なことは、このような状態になるまで疲れを放置してしまうのではなく、「脳の疲れ」を回復させる正しい休息法を日頃から実践して、疲労をこまめに解消してあげることです。

第
4
章

自己肯定感を高める

chapter 4

Self-affirmation

自己肯定感と疲れ

「自己肯定感」という言葉はここ数年で、すっかりメディアなどでも用いられる言葉になりました。しかしこの自己肯定感が低いことで、疲れやすい自分になるといったら驚かれるでしょうか。

第2章の「自己肯定感の課題」の部分で、自分のせいではないのに自分が原因かのように感じてしまう、ネガティブなものの見方の背景には自己を受け入れる心の不足が垣間見えるとお伝えしました。

もし自分を肯定的に受け入れる力「自己肯定感」が備わっていれば、仕事やトラブルが発生したり、防ぐことができなかったとしても、冷静さを保ちながら客観的に冷静に、事実に基づいた分析をすることができるでしょう。

しかし自己肯定感が不足していると、感情に左右されやすくなるため、理性的な判断をすることが難しくなります。また自分の感情だけでなく、他の人の感情にも影響

自己肯定感が高いことで疲れにくくなる3つの理由

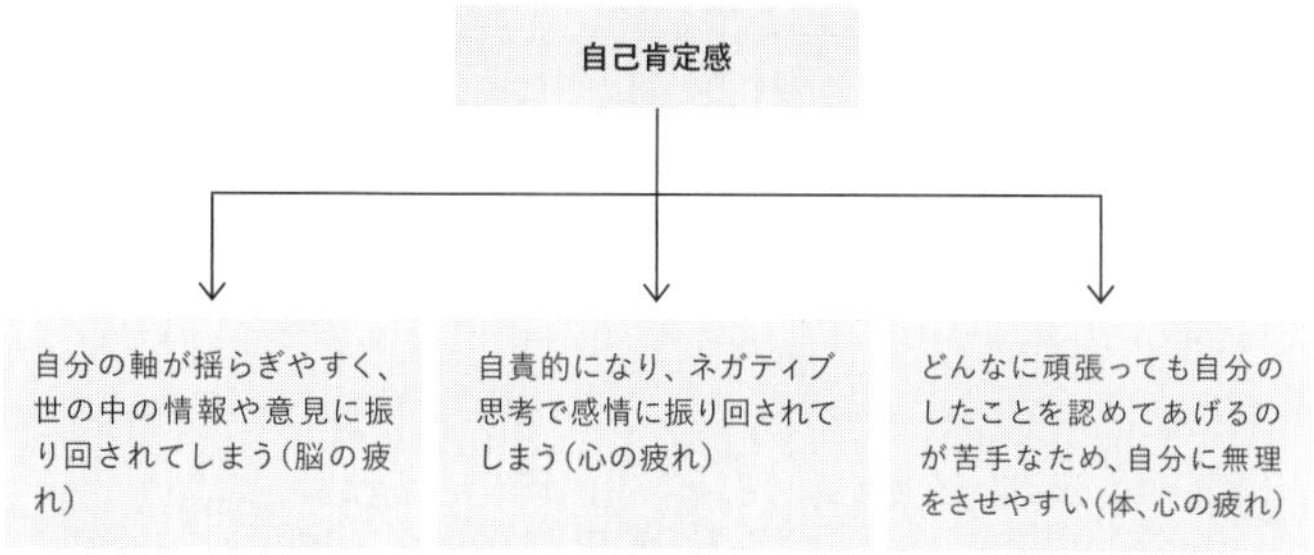
自己肯定感
自分の軸が揺らぎやすく、世の中の情報や意見に振り回されてしまう（脳の疲れ）
自責的になり、ネガティブ思考で感情に振り回されてしまう（心の疲れ）
どんなに頑張っても自分のしたことを認めてあげるのが苦手なため、自分に無理をさせやすい（体、心の疲れ）

を受けやすくなるため、周りのネガティブ感情を間に受けてしまいがちです。

このように、自己肯定感に課題がある人は、感情面の防御力が弱いため、振り回されて自分を疲れさせ続ける状態になりがちです。

そればかりか、こうした課題を抱えた人は、他にも色々なタイプの疲労を抱えてしまうことが多いのです。

たとえば、

・自責的になり、ネガティブ思考で感情に振り回されてしまう（心の疲れ）

・どんなに頑張っても自分のしたこ

とを認めてあげるのが苦手なため、自分に無理をさせやすい（体の疲れ、心の疲れ）

・自分の軸が揺らぎやすく、世の中の情報や意見に振り回されてしまう（脳の疲れ）

といった疲れ方がその典型といえるでしょう。

どんどん低くなる日本人の自己肯定感

ここで自己肯定感のおさらいをしておきましょう。

自己肯定感とは文字通り、自分を肯定する感覚、自分を受け入れる心の在り方です。

私はこの自己肯定感こそ、人生をよりよく、豊かに生きるために重要なカギであると感じています。

たとえばこんな話を聞いたことがないでしょうか。

「遠く離れた島に靴を売りに行った2人の商人がいました。2人の商人は島に着いて驚きました。その島の人は一人も靴を履いていなかったからです。一人の商人は落胆して上司に『この島では靴が売れません、誰一人靴を履いていないのですから』といい、もう一人の商人は『この島には靴を売るチャンスがたくさんあります。なぜなら島の人全員靴を履いていないのですから』と報告しました」。

これは同じ状況でも、どう解釈するかという違いを示したたとえ話ですが、これらの2人の判断に自己肯定感が影響していると考えられます。物事を体験したときに、それをどのように感じ、どう考えるか。その過程には「認知」という、心の中で自動的に反応するプログラムのような機能が働いていることは第2章でお話ししましたね。先の商人の例でいえば、前者はネガティブな認知のプログラムを持っていて、後者はポジティブな認知プログラムを持っているといえるでしょう。この認知のプログラムに、自己肯定感の高さが深くかかわっているのです。自己肯定感が高い人はポジティブな認知が生じやすく、低い人はネガティブな認知が生じやすいということです。自己肯定感が高い人は物事に対して、自分の成功イメージを描いたり、チャレンジすることへのやりがいを感じたりできるため、実際に成功する確率が高くなります。たとえ失敗したとしても、それをバネにまた次の挑戦へと前進することができるでしょう。

しかし自己肯定感に課題がある人は、少しでもミスや障壁があると自分を責めて悶々と悩んでしまいがちです。その体験をもとに失敗のイメージを繰り返し心の中に抱いてしまうため、また同じような失敗を招いたり、新たに挑戦することに対して憶病になってしまいがちなのです。

違う例を見てみましょう。

人間関係がうまくいっていない場合、自己肯定感が高い人は、もし気が合わなかったり、考え方がかみ合わなかったりする人がいても、「自分なりに誠意を相手に尽くしているのだから、よしとしよう。考え方はそれぞれ違うのだし」と思うことができます。

ところがそうではない人は、「あの人とうまくやれないのは自分のせいだ。どうしたら相手に受け入れてもらえのだろうか。自分のどこがいけないのだろうか？　いや、そもそも自分は人としてダメなのだろうか？」と自責のスパイラルに陥ってしまい、ネガティブな考えをどんどん肥大させてしまいます。

どんなことに対しても、最終的に自分を責める考えに到達してしまうのが、自己肯定感が不足している人の特徴です。必要以上に責任を感じ、自分を追い込んでしまうのです。

自己肯定感がしっかりと育まれている人は、「プロセスを楽しむ」ことが得意です。何かに頑張って取り組んで、最終的に失敗に終わったとしても、そこまで頑張ってきた自分を心の中で褒めてあげたり、「よい経験ができたな」と考えて将来の糧にすることができるのです。一方、自己肯定感が不足している人は、「結果を恐れる」ことにエネルギーを費やしてしまいます。何かに取り組んでいるときにも、失敗しないか、平均以上の結果が得られるかといった先のことばかりを意識してしまい、それまでのプロセスを楽しむことができない傾向があります。そしてもし成功することができても、「失敗しなくてよかった」といった安堵感はあるものの、成功した自分を褒めてあげるのが苦手なので、すぐ次の不安ごとに気持ちが向いてしまい、本当の安心を得ることが難しいのです。

お釈迦様は2500年以上も前に、「人は生きている限り苦しみの連続である」といった意味の言葉を遺されました。本当にその通りで、人生には様々な困難がつきものです。それは一瞬のトラブルであったり、長年の悩みごとであったりします。でも困難に直面するたびに、いつもいつも自分自身を責めて悩んでしまっては、幸せな日々を送ることが難しくなってしまいます。立ちはだかる困難に向き合い、それを乗り越える喜びと、そのために努力する日々に充足感を持ちながら人生を歩んでいくために、自己肯定感は最大の護身具になってくれるのです。

ところが日本において近年、この自己肯定感が危機にさらされています。

平成25年30年と2回にわたって内閣府が、10~20代の若い世代に対して自己肯定感の調査をおこないました。それによると、日本の若い世代における自己肯定感は他の先進諸国に比べて明らかに低く、しかも年々低下しているようなのです。

「自分の存在に満足している」と答えた13~29歳の若者は、平成30年の調査では45%程度でした。実に2人に1人以上が、自分に満足感を感じられない状態だったのです。

ちなみにお隣の国、韓国では70%以上、欧米の先進国にいたっては軒並み80%以上でした。

残念ながら、日本は圧倒的に低い数値であることがわかりますよね。

つまり、日本人は世界的に見ても自分の存在に満足できていないし、自己存在を受

自己肯定感調査諸外国比較

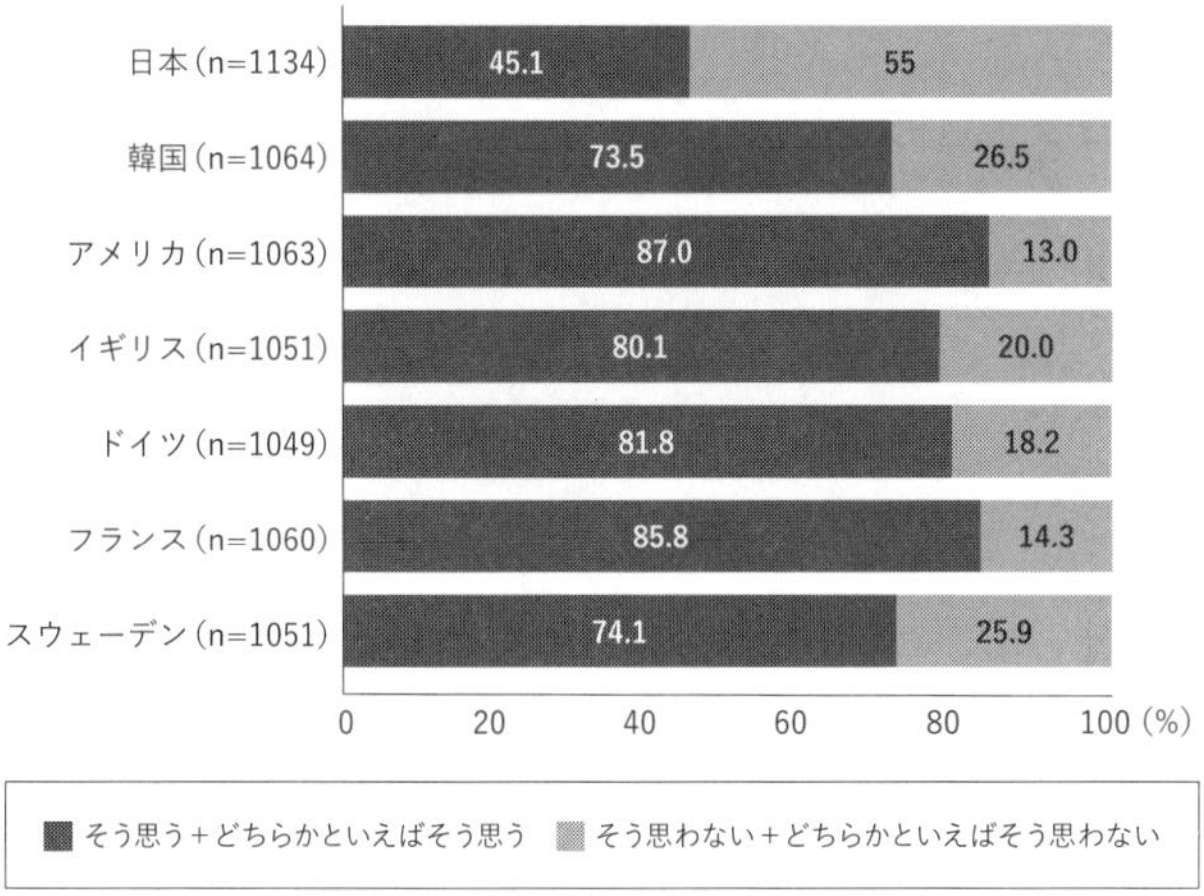

内閣府「我が国と諸外国の若者の意識に関する調査」平成30（2018）年度

け入れる感覚に乏しいといえるでしょう。

私たちは日頃こうしたことを意識する機会は多くないと思います。しかしながら、自らを受容する心を持つことができないと、他者との関りの中で自責的になったり、罪悪感を感じてしまったりしやすく、そのことによってさらに自己肯定感を貶めてしまうという、負のスパイラルを生み出してしまいがちなのです。

日本人の自己肯定感がこんなにも低い要因については、様々な説があります。第2次世界大戦の敗戦国であること、高度経済成長の後にバブルが崩壊したこと、島国のため長年にわたり独自性を保ってきた中で、近代に入って急速に欧米の影響を受けるようになったこと、など様々です。さらには宗教的な背景として、神道や仏教に加え、儒教の影響も強く受けたことが関係しているという考え方もあるそうです。

あるいは、日本特有の「恥」と「遠慮」の文化が影響しているともいわれています。日本は「謙遜」という文化がありますから、自分が一歩下がって相手を立てたり、必死に頑張っている姿を見られないようにする、慎ましい態度が美徳とされてきたことも影響しているでしょう。少し前に大流行した「忖度」という言葉も、日本特有の考え方として海外から注目を集めました。

どのような状況の場合であっても、自己肯定感が人生の豊かさを決めるのに重要なカギを握るのですから、日本人はそのベースがとても脆弱で不安定であるという事実を前に、なんとかできないだろうかと考えるのは自然なことだと思います。近年は学校教育や組織の人材育成においても、この自己肯定感に着目したプログラムが少しずつ導入されるようになっているそうです。

自己肯定感とはいうなれば、しなやかでかつどっしりと地に根づいた心を支える土台です。単に今の自分が心地よくいられることを指すものではありません。自己肯定感が高い人は長い人生で起こる様々な壁にも立ち向かうことができるのです。

自己肯定感とは、自分も相手も否定しない心のあり方

「彼はかっこよくて、盛り上げるのも上手。素晴らしいリーダーシップだ。それに比べて自分は……」。

「彼女は仕事も早くて、気が利く。私はどうして彼女のように立ち回れないんだろう」。

いつもこんな風に、周りと比べて「自分なんか……」「どうせ私は……」という考え方をしていませんか。特に人間は自分に「ない」ものに対して目が行きがちであるという傾向があります。こうすると自分を「減点法」で見てしまい、リーダーシップが

ないからマイナス10点、トークスキルがないからマイナス10点、などのようにどんどん自分の点数を下げてしまいます。これでは自分を肯定すること自体、難しくなってしまいます。

だからといって、「僕は彼よりも身長が高い！」「私の方がお金持ちだから！」と意識して自分の価値を上げることが正解でしょうか？　それらは一見、自分を肯定し、勇気づけてくれるように見えますが、実際には本当の安定した自己肯定感とは異なります。

「あの人よりも私の方が優れている」といった認識から生まれる心の在り方は、優越感から育まれる自尊心です。

自尊心は人と比べて、どっちがよいか、という判断に基づいてつくられています。「あの人より」「このクラスの中では」「この会社の中では」自分は一番と思えたとしても、どんな世界においても上には上がいます。あるグループの間では美人といわれていても、プロのモデルや芸能人の集団に入れば自分より美しいと感じる人の多さに気づくでしょうし、営業ができると思われていても、一流企業に移ったらレベルの高さについていけなかったということも起こり得るでしょう。

私の勤務するクリニックの診察室には、大人だけではなく、青少年の患者さんたちもいらしています。小・中学校では成績優秀で親や周囲から将来を期待されていたのに、地元の学区で1、2位を争う高校に進学したところ、クラスメイトもみな同じかそれ以上に優秀で自分が埋もれてしまい、やる気を失って不登校になってしまった、という学生さんを何人も見てきました。

自尊心はこのように他人との比較をベースに成り立っていますから、自分の置かれた状況や自らの立場によって容易に劣等感にすり替わってしまう、非常に不確かなものです。一時期は自分を守ってくれていたものが、一瞬にして自分を苦しめる原因となってしまうこともあるのです。

一方の自己肯定感は他者と比べて優位であることによってつくられるものではないため、たやすく崩れることはありません。

たとえば先ほどの例でいうと、たしかに彼はかっこよくて盛り上げるのも上手、みんなから頼られるリーダー。そのことは事実として認めてあげることができます。つまり自己肯定感は、自分を否定しないだけではなく、相手も否定しない心の在り方へと私たちを導いてくれるのです。相手を否定したくなったり、受け入れたくないと感じたりするのは、自分と相手とを優劣の観点で比較することによる心の反応です。

大切なのは、こうした心の在り方は日頃の心がけや考え方の習慣づけによって、少しずつ育てることができるということです。そのために、まずは他の人のよいところも、素晴らしいところも、そうでないところも、まるごと認めてあげるようにしてみてください。その上で、自分自身のよいところもそうでないところも、他に人にしてあげたのと同じように、認めてあげるようにしてみましょう。自分を取り立てて可愛がってあげるとか、ひいき目に見るということではなく、自分も他者も平等に認めてあげる心がけが重要なのです。すると次第に、他の人との勝ち負けや損得ではなく、純粋に自分ができていることを受容できるようになっていくでしょう。

「私はあの人と違って場を盛り上げることは苦手だけれども、連絡や報告を丁寧に行い、グループのみんなが困らないようにサポートできている」とか、「自分ははじめて来店したお客様が困らないように丁寧に説明して、安心を与えることができている」といったように、自分なりにその組織（会社、店舗、団体など）に貢献できているところに目を向けることも大事です。

周りからどう思われるかということではなく、自らの目で自分の行いを観察して、ねぎらってあげる意識が大切です。

そうやって「私が全うする役割はこれだ、活躍できる場所はここだ」という自分のフィールドを認識し、少しずつ成功体験を積み重ねていけば、たとえ直接目で見える数字や周りからの評価に反映されずとも、自らの努力の軌跡を認めることができるようになるでしょう。

まさに勝手に、自分で作っていた「優劣のレース」から抜け出すことができるのです。

これは決して自分本位なものの考え方を推奨しているわけではありません。他人なんか関係ない、自分がよければＯＫということではないのです。「あの人はあの人でこんな素晴らしいところがある。自分はその点では及ばないけれども、こんな素敵な一面もあるよね」と自分を、さらには他者をも公正に認めてあげることができる心を育むということです。

自己肯定感とは、相手も自分も同じように存在している、つまり共通の人間存在であることを認識するという心を含みます。相手もＯＫ、自分もＯＫの状態であり、存在価値における優劣は必要ないのです。

自《じ》慈《じ》心《しん》（セルフ・コンパッション）

この章の冒頭で、自己肯定感が低いことで自分を疲れさせる理由が3つあるとお話ししました。

1つ目の「自責的でネガティブになる」ことによる心の疲れについてはすでに解説しましたので、ここでは2つ目の「どんなに頑張っても自分のしたことを認めてあげるのが苦手なため、自分に無理をさせやすい」からお話ししていきましょう。

自己肯定感が低いと、今の自分を受け入れることが苦手。自らの能力や、与えられたポジション、さらには自分が何かを頑張って取り組んでいるということすら、認めてあげることが難しいのです。だから必要以上に頑張ろうとする結果、自分に無理をさせてしまうことに繋がります。

「自分はもっとやるべき！」「もっとできるはずだ！」そんな風にして、いつも何かに急き立てられるように頑張り続けるため、やがてはキャパシティオーバーになって、心身ともに燃え尽きてしまうのです。

もちろんそれをご本人が生き生きと、楽しんで取り組まれているのなら何も問題はありません。

しかし、明らかに来る日も来る日も無理をしている、いつも何かに追われるように仕事をして終わりが見えないと感じるようなら、それは今の自分を受け入れられないことに起因している可能性が高いのです。そこには「自分はもっとこうあるべきだ」「自分は〇〇でなければならないのだ」といった強い思いが垣間見えます。

「〜であるべき」「〜でなければならない」というのは、今の自分は理想の自分ではないと思っているということであり、自らの願望や理想と、現実の自己存在との間に大きなギャップがあることを意味します。

第2章でもお話しした、ネガティブな認知の「色眼鏡」を思い出してみてください。この心の色眼鏡は、単に物事の捉え方をネガティブにゆがめるだけでなく、「だから自分がもっと頑張らないといけない」「もっと努力し続けないといけない」といった切迫感をつくり出すのです。

その結果、埋められない理想と現実のギャップに苦しむことになり、「やはり自分はダメな人間なんだ」と自己否定のスパイラルに陥ってしまうのです。

自分の理想を目指すのは素晴らしいことですし、私たちは誰しも高みを目指して人生を歩んでいきたいものですが、私たちが人間である限り、何から何まで完璧に行うことは不可能です。自分のマイナスな部分を埋めるのは簡単ではありません。もともと人前で話すことが苦手な人が、いきなり１００人も集まる会場で堂々とスピーチすることは容易ではないのです。

そんな時に私たちの自己肯定感を支えてくれるのが、自慈心《じじしん》です。この言葉、一見すると「慈悲心《じひしん》」の間違い？ と思われるかもしれませんが、そうではありません。自慈心は近年心理学の分野でも大変注目されている概念で、欧米では「セルフ・コンパッション」と呼ばれる心の要素なのです。

自己肯定感を育むためには、自分も他者も区別なく認めてあげることが大切とお話ししました。でもそのためには、自分も他人と同じように扱えるようにならなければなりません。自分にだけ厳しい評価をして「俺はダメな奴だ」「自分はもっと頑張らなければいけない」と考えてしまうのは、自分をいじめているのと一緒なのです。自慈心とは、自分自身の存在に対しての思いやりの心を意味します。言い換えれば、自分も（他人と同じように）大切である、素晴らしい存在であると自らに慈しみを向け、自己存在を全面的に認めてあげることです。

そこで一度、心に問いかけてほしいのです。あなたは誰のために頑張っているのでしょうか。上司のため？　家族のため？　親のため？　先生のため？　あるいは世界のためでしょうか？　もし誰かに認められたり、誰かに勝つことが頑張るための理由だとしたら、それは自尊心を守るための努力といえるでしょう。「自尊心を傷つけられる」とか「自尊心をくすぐられる」という表現があるように、自尊心は誰か他の人や、組織からの評価によって上がったり下がったりするものです。自尊心には、必ず他者目線による評価が含まれているということです。ひとたび他人からの評価が下がると、自らの自尊心は急降下してしまうのです。自慈心はこれと全く異なり、他人の視点からは完全に自由です。状況がどう変わろうと、相手が自分に下す評価がどのようなものであっても、決して揺らぐことはありません。

自慈心という表記からも分かるように、これは「自分自身を慈しむ心」ですから、ある意味自己完結している心の要素ともいえます。どんな状況下においても、周囲からの影響でぶれることなく、自分を慈しむことができる心なのです。それは今この瞬間に生を受けていること、この世に命をいただいたことによって自分が存在していること、その奇跡を素晴らしいと思える感覚です。自慈心は自己肯定感の土台となるものであり、私たちがありのままの自己を認め、安心してさらなる前進を続けるための根源的な力ともいえるでしょう。

でもこうお話しすると、自慈心は自己満足や自己欺瞞であって、他人に迷惑をかけるような身勝手な精神性を生むのではないかと思う人もいるのではないでしょうか。ところがそうではないことが、自慈心を専門とする欧米の研究者たちによって明らかにされています。自らの中に自慈心を育めば育むほど、自然と利他心が湧いてくることが、様々な心理学の検証実験で示されているのです。「自利利他円満《じりりたえんまん》」という仏教の言葉を先にご紹介しましたが、まさにこのことを説明する非常にシンプルで明快な言葉だと思います。自利、すなわち自らを利する心（＝自慈心）は、利他、すなわち他を利する心を育む。この2つの心は互いに支え合う関係にあり、両者が満たされることこそが円満な人生を意味する。私はこの言葉をそう解釈しています。

心の軸、心幹

昨今は非常に多くの情報がメディアの世界を飛び交い、昨日まで正しいとされていたことが今日正しいとは限らないというほど、不確実な状況の中を私たちは生きています。いわば「正解のない時代」の訪れです。

こうした急速な変革が訪れる時代だからこそ、自己肯定感を高める3つ目のポイントとなる自らの心の軸「心幹」をしっかりと持っておくことが大切です。学校で教えられたやり方がそのまま社会で通用するとは限らないのはもちろん、今まで解いてきた答えのある問題とは異なり、はっきりとした答えを導くことができない状況がビジネスの世界ではしばしば起こります。自分の心の軸を持っておかないと、世の中にあふれる多様な情報に翻弄されて、注意力、思考力をあちらこちらに浪費してしまい、疲れ切ってしまうかもしれません。

たとえば新型コロナウィルスに関しても、様々な不安に私たちは襲われました。

ネットには、「こんなことが将来起こる」「これから世界はこうなる」と様々な情報が溢れました。もし今起きていることに対して、自分なりの考察や意見を全く持てないとすると、世の中を飛び交う情報に振り回されて、新しい情報を耳にするたびにそちらに流れることを繰り返してしまいます。

私たち人間の思考は、「一番最後に目にしたもの」に影響を受けやすいという性質があります。

あるときは心が軽くなるような記事を読んで不安が和らいでも、また不安を抱かせるような意見を知るとあっという間に恐怖でおびえる状態となります。自分自身の乱高下する心に疲れ切ってしまうのも無理はありません。

そんなときに自らの心を守ってくれるのが、「心幹」です。

心幹の幹は体幹などで使われる文字で、軸を表します。つまり心幹は心の軸であり、周りの意見に耳を傾けながらも、「自分はこういう理由で、こう思っていて、これが正解の可能性が高いと考えている」と理路整然と納得感を持って、自分なりの答えを持っておくことを指します。かといって何をいわれても頑として意見を変えないという姿勢ではなく、新たな情報が得られれば、その情報の確証性を客観的に検証した上で、自分の今の考え方を修正すべきかを冷静に検討することができる謙虚さも備えています。

自己肯定感が低い方は、この心幹が揺らぎやすく、常に自分が間違っていたらどうしようという不安が先行するため、まわりに正解を求めてしまう傾向にあります。しかし残念ながら、世の中にはただ一つの答えなど存在しませんので、あらゆる角度の意見や情報が入ってくるたびに、それに振り回されて自分自身を疲れさせてしまうのです。

リーダーの立場にある人は特に、日々決断することを迫られています。熾烈な競争の中で勝ち残っていくには、膨大な情報を収集し、何千何万という人とかかわり、あらゆる状況にコミットしていくことが必要です。引率者が迷いを持っていると、それは下の人たちにダイレクトに伝わっていくもの。自分を信じ、突き進んでいく姿勢を見せるためには、心幹をしっかりと持っている必要があります。

かといって、必要がないと判断したものを切り捨ててよいということではありません。本当の心幹を備えたリーダーは、たとえ自分とは異なる考え方や、事実にもとづいていないと思われる意見に対しても、「そういう考え方をする人もいるのだろうな」

自己肯定感が高いことで疲れにくくなる3つの理由

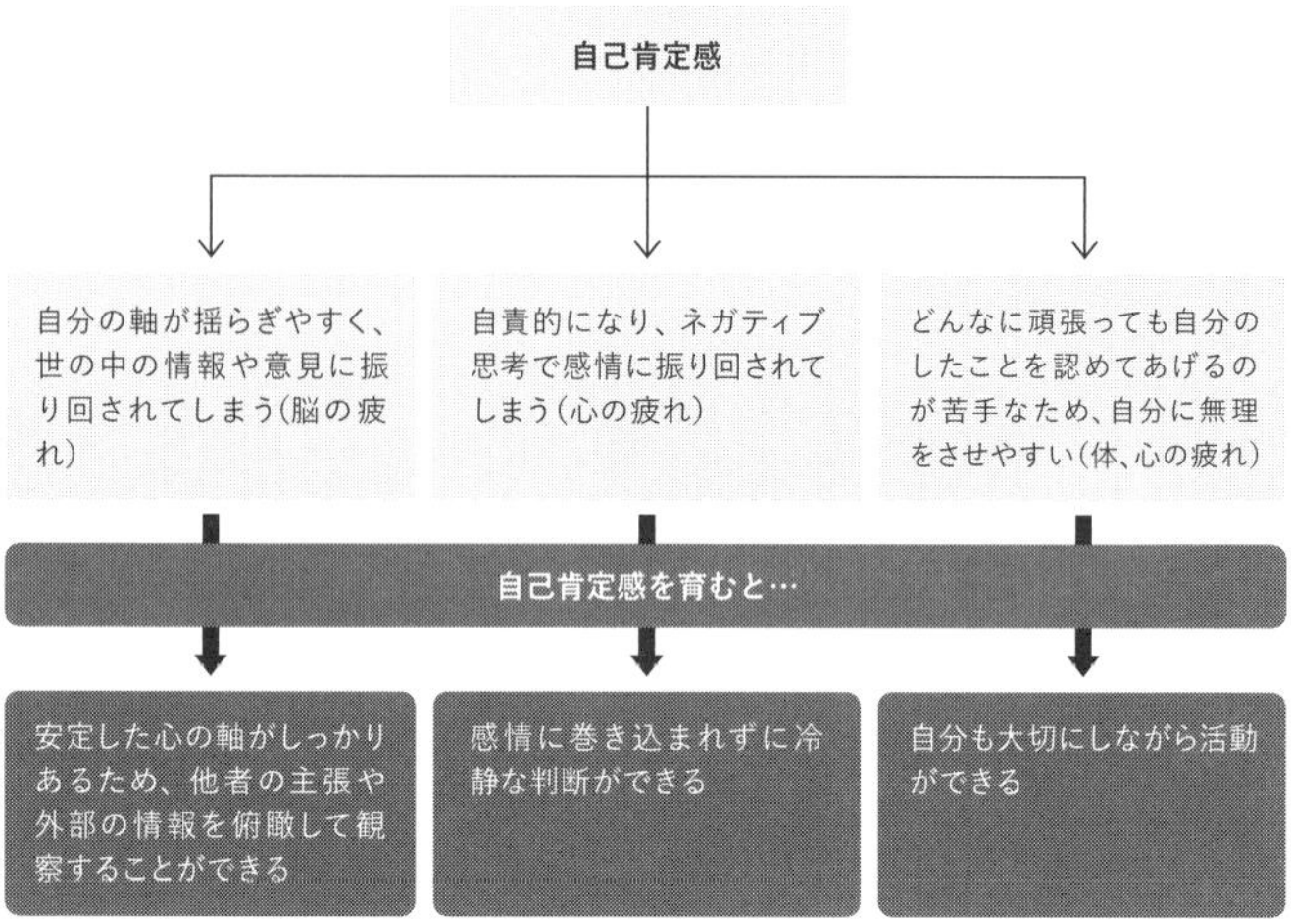
自己肯定感
自分の軸が揺らぎやすく、世の中の情報や意見に振り回されてしまう（脳の疲れ）
自責的になり、ネガティブ思考で感情に振り回されてしまう（心の疲れ）
どんなに頑張っても自分のしたことを認めてあげるのが苦手なため、自分に無理をさせやすい（体、心の疲れ）
自己肯定感を育むと…
安定した心の軸がしっかりあるため、他者の主張や外部の情報を俯瞰して観察することができる
感情に巻き込まれずに冷静な判断ができる
自分も大切にしながら活動ができる

と認めておくことができます。

心幹とは決して何にも動じない鉄筋コンクリートの柱のような心ではなく、いわば「竹のような心」なのです。芯をもって直立しながらも、しなやかに柔軟性がある。どんな人の言葉にも耳を傾けて、あちこち揺れているけれども、最後はきちんと自らの軸に戻っていく。それが真のリーダーシップを生み出す心の在り方なのではないでしょうか。

心幹を養うのに必要なのが、「自分と向き合うことで自己の本質を知り、それを受け入れる」ことです。

人に会って話を聞くとか、いろい

ろな本を読んでみることも学びになるでしょう。

しかし、まさにここぞというときに頼れるのは、自分自身の心一つなのです。

心幹を少しずつ育むためにも、まずは日々、自分自身と向き合う時間をつくってみましょう。

自己肯定感は高めることができる

ここまでのお話で、自己肯定感が心の安寧にも、疲れない生き方にも重要だということはおわかりいただけたのではないかと思います。

しかし、どうやって自己肯定感を上げていけばよいのでしょうか？

「今さら自己肯定感を高めることなんて難しいだろうなぁ」そう思った方も少なくないのではないでしょうか。

でも、安心して下さい。自己肯定感は誰でも、いつからでも、必ず高めることができるのです。

たとえば、いつもネガティブで自信がないように見えた人でも、新しい職場に移ったり、独立してビジネスを始めたりして、まるで別人のようにハツラツとした印象に変わるのを見たことはありませんか？　まさに自己肯定感が高まったことが、大きな変化の要因になっていると考えられます。

そもそも生まれつき自己肯定感が低い人というのはいません。これは、自己肯定感を含む「性格」が後天的に習得される、変容可能なものだからです。

ものの考え方や嗜好など、その人の人となりを示すのは「人格（パーソナリティ）」といわれ、人格は「気質」と「性格」から構成されています。

- 気質：生まれ持った先天的（遺伝的）なもので変わり得ない要素
- 性格：生後に親とのかかわり、友人関係、恋愛経験、社会経験などを通して培われていく、後天的で変えることが可能な要素この気質と性格を総合して人格と呼びます。

「気質」は生まれ持った素質の部分です。たとえば生まれて間もない赤ちゃんでも、同じ音に対しても反応には個人差があります。第三章で、気づきの能力には個人差があるとお話ししましたが、生まれつきある感覚が非常に鋭敏な「ＨＳＰ」の特性もこれに該当します。家系的に几帳面とか、先祖代々社交的な傾向があるといったことも、気質の要素が考えられます。

「性格」は生後、他者とのかかわりの中で構築されていく心の要素です。中でも親（あるいは他の養育者）との関わりは人生で一番最初のコミュニケーションであり、最も重要な影響を持つとされています。親や養育者とどのような関係性を構築したかが、その人の性格を規定する最重要ファクターであり、自己肯定感をどの程度育むことができるかにも影響します。

たとえば幼児期に親や養育者から虐待されたり、ネグレクト（育児放棄）にあったり、そこまではいかなくとも言葉による人格否定を繰り返しされながら育ったという人は、当然ながら自己肯定感を育むことが非常に困難となります。

しかし、仮に親との関係によって自己肯定感を持てないまま大人になったとしても、それで終わりでは決してありません。職場で新しい挑戦をして成功する体験を持ったり、自分の意思でやりたいことに専念できる環境を得ることができたとしたら、その人の自己肯定感は大人になってから成長を始めるでしょう。つまり、性格が前向きに変わっていくことで、その人の人格自体がポジティブかつ安定したものへと変容していくのです。

第

5

章

疲れにくい
1日の実践

chapter 5

A day without fatigue

これまで、心の疲れや脳の疲れと、それらと密接に関わる自己肯定感について、様々な角度から見てきました。

ここからはいよいよ、今日からできる疲れにくい自分をつくるために、日常のレベルから実践していただけるいろいろな方法をご紹介したいと思います。

もちろんご自身が好きなもの、気が向いたものから始めていただければ大丈夫です。重要なことは、こうした実践を通して、自らの健康と幸せのための時間を確保してあげるということです。どの方法も決して上手くやろうとする必要はありません。「これをちゃんとやらなければ！」と自分を追い詰めるのではなく、今ある感情や思考、そして体の感覚を大切にして、自分の心身にどんな体験が生まれるのかをただ眺めるような、おおらかな姿勢で取り組んでみてください。

前章までにお話ししてきた全てのこと、そしてこれからご紹介する全ての実践法は、根底でつながっています。ここでは実生活に取り入れやすいよう、朝や夜、休日などシーン別に紹介していますが、実際にはこれに限らず、ご自身にフィットする形で自由に実践いただければ幸いです。何か一つでもよい習慣を続けていくと、心や脳、体に様々な変化を感じていただけるに違いありません。

平日朝：身体と心を目覚めさせる「呼吸瞑想」

平日の朝にぜひ取り組んでいただきたいのが、呼吸瞑想です。これは瞑想の基本として紹介されることの多い瞑想法で、本来は朝に限らず日中の仕事の休憩時間、あるいはお散歩の途中のちょっと一息というとき、夜寝る前など、いつでもどこでも使える方法です。そんな呼吸瞑想を今回朝にお勧めする理由は、お休みモードから覚醒モードに切り替えるタイミングだからです。つまりこの瞑想は、心や身体のモードを切り替えるのにとても効果的な手法なのです。

それだけでなく、呼吸という私たちが生きている限り、日々無意識に行っている身体的活動にあえて意識を向けることで、注意力のトレーニングにもなります。

また呼吸を用いて自律神経を整える効果も知られています。私たち人間は、息を吸うときに交感神経（緊張モード）が、吐くときに副交感神経（リラックスモード）が優位になるようにできています。呼吸瞑想は慣れないうちは呼吸が乱れたり、少し苦しく感じたりすることもあるものですが、日々続けるうちに自然で安定したリズムの呼吸ができるようになり、自律神経のバランスを整える効果につながると考えられています。

朝起きて、さあこれから活動を始めようというタイミングで数分間でも呼吸に意識を向けて過ごしていただくことで、心の中をいったんクリアに整えて、スッキリとした心地で一日をスタートさせることができると思います。たとえ心の中に、前の日から続くモヤモヤが残っていたとしても、呼吸に注意を置くひとときによって、そうしたネガティブな考えや感情を手放すことがだんだんとできるようになっていくことでしょう。

【呼吸瞑想の実践方法】

環境づくりのポイント

・最初はできるだけ他の人から話しかけられない、静かな場所で行いましょう。

・音や光、においなどの刺激が強くない場所を選びましょう。
・座る姿勢は床にあぐらのスタイル（もちろん坐禅の組み方でもOK）でも、椅子でも結構です。瞑想＝坐禅やあぐら、というイメージがあるかもしれませんが、必ずしもこだわる必要はありませんし、あぐらのように足を外側に開くのが痛いと感じる人もいます。大切なのは形よりも、「自分がゆったりと自然体で過ごせる」ということ。居心地の良い姿勢を探してみましょう。

①座った姿勢で、軽く背筋を伸ばします。力まず、頭のてっぺんから一本の糸で吊られているようなイメージを持つとよいでしょう。
手のひらは上に向け、膝や太ももの上に置いたり、おへその下で組むなど、リラックスできる位置に調整してみましょう。目は軽く閉じるか、開けたまま1～2メートル先の床の一点を見つめる「半眼」にします。
②1～2回ほど大きく深呼吸をします。新鮮な酸素を吸い込み、吐き出しながら、体内の空気を入れ替えるイメージを持ちましょう。
③ここからは自然に、いつも通りに呼吸をして、その様子を観察します。

呼吸は鼻からでも口からでも、自然にできる方法で構いません。はじめは2~3分、慣れてきたら10分程度行うとよいですが、時間は自由に心地よく続けられる長さで行いましょう。

呼吸を観察する方法は主に2つあります。お好きなほうを選んで行ってください。**一つ目は、鼻の穴（あるいは口）を出入りする空気の流れを感じる方法です。もう一つは自然な呼吸に合わせて胸やお腹が膨らんだり、しぼんだりするのを観察する方法です。**

意図的に腹式呼吸やゆっくりした呼吸をおこなうのではなく、ただ自然な呼吸に任せておきましょう。気管を通って肺が空気で満たされたり、抜けていったりするのを感じるイメージです。

※深く呼吸をしようとしたり、長さを気にする必要はありません。呼吸は自然に続いていきますので、できるだけ自ら働きかけることをしないで、ありのままを感じて呼吸しましょう。

今は朝起きてすぐにスマートフォンでニュースやSNSをチェックしたり、テレビをつけながら身支度したりと、一日のはじめからマルチタスクという人も珍しくありません。そんなライフスタイルの人こそ、毎朝たった数分間でも呼吸に意識を向け、脳をシングルタスクにすることで、心と身体を整えてあげることが大切です。

さらによいことに、呼吸瞑想を日々続けることが「気づき」のトレーニングにもなります。気づく力を育むことによって、疲れにくい自分になれることを、前章までに詳しくご紹介させていただきました。

朝の呼吸瞑想の時間に、まずは今日の呼吸に気づくことができます。「今日は少し呼吸が浅いかな」「今日はゆったりした呼吸で心地よいな」などと日によって感覚は異なるでしょう。それがよい感覚でもそうではない感覚でも、あるがままに受け入れるように心がけ、ことさらにリラックスしようとか、呼吸を安定させようといった考えにこだわらないようにしましょう。

途中で他の考えが心の中に浮かんだり、注意が呼吸以外に逸れてしまったりすることは、当たり前の現象です。

私たちの非常にクリエイティブな脳が、様々な発想を生み出し続けているからです。

ここで雑念を「いけないもの」として、心の中から追い出そうとすることは得策ではありません。消そうとすればするほど、意識は雑念から離れられなくなるものです。また雑念も自分の心の一部であることから、これを否定することは自己否定をすることにつながってしまうかもしれません。

大切なのは心の中で「雑念にも居場所を与えてあげる」ような意識で眺めていることです。その上で、もう一度注意を呼吸に戻してあげれば大丈夫です。心の中で、「よく雑念に気づいたね。ではまた呼吸に戻ろうね」と自分を褒めてあげるのもよいでしょう。

何度雑念に意識が向いても、そのたびに優しい気持ちで呼吸に注意を戻していただければ、百点満点の呼吸瞑想といえるでしょう。

日々の取り組みを続けるうちに段々と呼吸瞑想に慣れてきて、次第に注意の対象を広げることができるようになるかもしれません。心の中ではしっかりと呼吸を観察できていながら、同時に身体の他の場所の感覚に気づいたり、外から聞こえてくる音に気づいたり、あるいは今日の気分や心に生まれる思考に気づいたりするかもしれません。

気づく対象は毎日違ったとしても、その日その日の自分の感覚に気づく習慣をつくることが大切です。ただし、はじめから無理に注意を広げようとはしないほうがよいでしょう。あくまで呼吸に心を向けるのがこの瞑想の基本ですから、最初から最後まで呼吸を意識するだけで十分なのです。いずれの方法であっても、日々の継続によって、気づきの底力が着実に涵養《かんよう》されていくでしょう。

「朝はバタバタしてそんなゆったりと過ごす時間はないよ！」そう思っている人も、1分か2分だけ、自分の心を整えるために確保してあげませんか？ 呼吸瞑想はそんな忙しい日々にもピッタリのスキマ時間を使ったルーティンにすることができると思います。

通勤通学①：朝の時間を整えるひとときに「歩く瞑想」

朝に呼吸瞑想で身体や心の気づきをつくったら、日常の動作の中で瞑想をしてみましょう。

まずは駅までの道のりを利用して、歩く瞑想をルーティンにすることがお勧めです。

歩く瞑想は座る瞑想と同じくらい大切で、心を整える効果の大きい手法です。

というのも、実は私たちにとって最も瞑想に適している時間の一つが、「歩いているとき」なのです。 気ぜわしかったり、不安な気持ちが強い時などは、じっと座って過ごすのが難しいこともあると思います。こうした際にも、歩く瞑想なら気負うことなく、気軽に実践できるのではないでしょうか。

ここでは基本的な活用法として、2通りの歩行瞑想をご紹介します。

①足の感覚への一点集中型
②歩く瞑想×呼吸の組み合わせ型

です。①は丁寧に身体感覚に意識を向けますから、ゆったりと心を整えたいときにお勧めです。しかし、動作が非常にゆっくりであることから、人通りや車通りが多い場所を避けて、安全が確保された静かな場所で行うことをお勧めします。朝は急いで出勤しないといけない、屋外の人通りのある場所しか歩かない、という方は②をお勧めします。いつもの移動時と歩く速さを変えずに行える上に、呼吸にもしっかりと意識を向けることができるため、仕事前の準備運動としてもぴったりです。

まずは①からお伝えします。

やり方はいたってシンプルで、その瞬間瞬間の動作に細かに気づきを得ながら、ゆっくりと歩くだけです。

【足の感覚への一点集中型のやり方】

①背筋を伸ばしてまっすぐ立ち、手は体の前か後ろで組みます。視線は安

全を確認した上で、足元ではなく数メートル先の床や地面に向けておきます。そしてゆっくりと歩き出します。まず、地面からかかとが離れる感覚に注意を向けながら、片足のかかとをゆっくりと上げていき、「かかとが上がる」と心の中で唱えます。

続いて、つま先も地面からゆっくりと離し、指が体重から解放されていくのを感じながら、「つま先が上がる」と心の中で唱えます。

②宙に浮かせた足をゆっくり前へ振り出しながら、その動きを感じ、「移動する」と唱えます。

③最後に無理のないところで足を着地させ、再び足の裏に地面の感触が戻ってくるのを感じながら、「着地する」と唱えます。すると、もう片方の足のかかとが上がり始めていると思いますので、今度はそちらの足に注意の対象を移して、同様に4つの段階に分けて足の感覚を心の中で唱えていきます。

こうして片足一歩ごとに動いているほうの足の感覚に注意を置き、「かかとが上がる」「つま先が上がる」「移動する」「着地する」と感じるままに心で唱えながら、ゆっくりと歩いていくのです。

この方法は「今この瞬間」への気づきを高めるだけではなく、注意の切り替え能力を高める効果もあります。歩きながら、交互に片足からもう片足へと、「注意の切り替え」を繰り返す練習そのものだからです。

次に、②の歩く瞑想と呼吸の組み合わせをお伝えしていきます。**集中力を高めたい方、せわしない心を整えたい方にもお勧めです。**

【歩く瞑想×呼吸の組み合わせ型のやり方】

これは歩数と呼吸を連動させていくというやり方です。たとえば息を吸う間に4歩進み、息を吐く間に4歩進むとします。

吸いながら：右、左、右、左
吐きながら：右、左、右、左

これを繰り返していくだけです。

この回数は自分の歩く速度や歩幅、呼吸の長さによって変えていただいて結構です。大切なのは、無理なく自然に呼吸と歩行を同期させられる回数を見つけることです。

たとえば、

吸う：右、左（2歩）

吐く：右、左、右、左（4歩）

といった具合に、吐く息の方を長めにするほうが心が整う感じがする、という人もいます。

ただ、奇数だと毎周期、右足と左足が入れ替わるため、少し難しくなるかもしれません。それを逆に利用して、あえて奇数にすることで、注意をしっかり維持できるようにするという考えもありです。このようにして、呼吸と歩数を合わせることに意識を置くことで、雑念が入りにくくなります。おのずと集中や切り替えがしやすくなりますから、仕事前、脳をアクティブモードに持っていきたい人にもお勧めです。

通勤通学②：満員電車が憂鬱、そんなときは「つり革瞑想」

通勤で辛いのが満員電車。今この瞬間をじっくり味わいましょう、といっても、満員電車を堪能することはできませんよね。私たちは「今のこの瞬間」について意識しすぎると苦痛になってしまうことがあります。

このような場合は、心の中に自由な場所を作ってあげましょう。

脳にはイメージする、想像するという力があります。

それって今に注意を置いていないんじゃないの？　という声が聞こえてきそうです。

しかし、今ここに注意を向けるとは、決しての脳のイマジネーションや創造力を否定するものではありません。私たちはまだ世界にはないものを想像し、それを実現しようとすることで新しい物を作り出したり、イノベーションを起こしたりすることができます。

ですから、自分の内側に意識を向けるときでも、必要に応じてこうしたイメージの力を活用していただきたいのです。たとえば自分のお気に入りのスポット、旅行やバカンスで訪れてとても心地よい体験をした場所をイメージするのもよいですね。自然が好きな人は、山や森、海などをイメージするとよいでしょう。

「満員電車は嫌なものだ」と脳内にインプットされると、私たちはその状況に陥った時に心を守ろうとするあまり、過剰防衛の状態になりがちです。すると嫌な気持ちはますます増幅され、余計に苦しくなるばかり。これがあまりに行き過ぎると、「電車に乗ると過呼吸になって失神してしまう」といった身体反応を示すこともあります。これがパニック発作の発症原理と考えられます。脳がその状況に身を置くことを強く拒否してしまい、意識を強制的にシャットアウトするような反応が起こるのです。

大切なのは、あらかじめ「心は自由だ」という認識を心の中に準備しておくことです。いざとなったらイメージの世界で心を休ませることができる。そう知っておくことで、心に余裕が生まれます。すると、その場所に対する苦手意識や嫌悪感が軽減され、負のマインドセットも和らいでいくのです。

とはいっても、イメージの世界を妄想していると心が現実に戻ってこれなくなりそう……。

そう不安になった人は、とてもよい観点をお持ちだと思います。たしかにこうしたイメージを用いた瞑想は、今ここの感覚に意識を置く呼吸瞑想や歩行瞑想などに比べて、現実から目をそらす性質を持っているともいえるでしょう。しかし、私たちは心の中にネガティブな感情を強く持っているときに、落ち着いて今を感じる瞑想に取り組むことは特に難しいものです。一旦はイメージの世界に心を置いてあげることが、そうしたネガティブな感情や思考を手放すきっかけにもなり得るのです。

そして一旦切り替えをしたあと大切になるのは、呼吸を用いて今に立ち返ることです。

意識がさまよう船だとしたら、呼吸は「いかり」のような存在です。あちらこちらへ流れていきがちな意識を、呼吸はぐっと今ここに引き戻してくれます。イメージの瞑想でどこか遠くの、別世界でくつろぐことができたら、今度は一度深呼吸をして現実に戻ってくることができるのです。

【つり革瞑想のやり方】

①できるだけ背筋を伸ばし、目を閉じ、しばらくのあいだ呼吸瞑想を行います。電車では一駅ぶんを長さの目安にしてもよいでしょう。

②次に目を開けて周りの網棚や外の景色、車内にいる人の様子などを不自然でない程度にさっと観察しましょう。「目の前に紺のスーツを着た人が座っている」「網棚には緑色のリュックサックが置かれている」「海の風景が描かれた中吊り広告がある」など、いろいろなことに気づくと思います。それらのイメージを見たままの形で頭の中にインプットしましょう。

③30秒ほど観察したところで、目を閉じ、脳内で見ていた車内の様子を再現してみます。その中にいる自分の存在も感じます。

④そして、自分の身体がスーッと移動して、窓を通り抜けて電車の外に出ていく様子をイメージしてみましょう。まるでふわっと体が浮いて天井や窓から抜け出ていき、段々と上昇して、やがて電車を空から見下ろすことをイメージしてみます。

かなりアバンギャルドな瞑想だなぁと思われるかもしれません。でもこうしたイメージを活用した心の調整法は、心理学や精神医学でも用いられることがあり、リラクセーションの効果が高いことが知られています。

自分の身体は電車の中という特定の場所に存在しつつも、イメージはそこを抜け出して自由になれると感じることがポイントです。無理に空高く浮かび上がるのをイメージする必要はありません。今すぐに行きたいと思う場所にテレポーテーションするかのように、温泉やリゾート地、離島や高原に飛んで行ってもよいのです。

【戻ってくるとき】

しばらくイメージの世界を楽しんだら、一度大きく深呼吸をします。そして今ここで自分がしている呼吸の感覚を確かめ、目を閉じたまま、心の中でもう一度車内の様子を再現してみます。それからゆっくりと目を開けて、現実の電車内の様子を観察してみましょう。

休憩終わり：集中力を取り戻す「階段エクササイズ」

昼食後にぼーっとしてきて集中力が下がってくることはないでしょうか。そんなときは一旦席を離れて脳をリセットしましょう。空いている会議室や屋上、中庭などで2〜3分の呼吸瞑想をしたり、近くのコンビニまで歩行瞑想をしたりするのもよいですね。**集中力を高める活動としては、あえて動いてみることをお勧めします。**自律神経を整えるためには適度な「揺らぎ」が大切です。そのために一旦身体をアクティブモードにして交感神経を刺激し、デスクに戻ってくる。その後に目を閉じて呼吸を整えて、副交感神経を優位にしてから再び仕事に向かいます。

ずっと身じろぎもせずデスクに座っていると身体が凝り固まるだけでなく、集中力やクリエイティビティも低下しがちです。**動きの瞑想で刺激を入れてあげることは、リフレッシュに最適です。**

あまりハードな運動で体が疲れてしまうのは……と思われるかもしれませんが、運動の強度やスピードはあまり重要ではありません。自らの心をリフレッシュするための運動ですから、何よりも自分にとって心地よいスピードで歩いてみて下さい。「今日はお疲れモードだからゆっくりめで」、「今日は午後アクティブにいきたいから、早歩きしてみよう」といったように、その時々の体調や心のコンディションに合わせるようにしましょう。体力に余裕があるなら素早く1段飛ばしで階段を上り下りしたり、踊り場で浅めのスクワットをしてみたり、よりアクティブにやってみるのもよいですね。

この「階段エクササイズ」は、うつや不安などの症状のために休職をした方が、職場に復帰される際に習慣にしていただくことを勧めています。オフィスビルの階段というのは、たいてい各フロアから防火扉で仕切られた背の高い吹き抜けの個室空間になっていますから、静かで人も少なく、瞑想スポットに最適です。

午後：集中力を取り戻す「リセット・キーアクション」

午後になるとメールの返信、上司からの指示、部下からの報告など、対応すべきタスクも溜まってくるものです。オンラインでも常時様々な情報が入ってきますから、疲労が蓄積しがちです。そんなときこそ、切り替え力を発揮して一つずつ順番に対処したいところですが、あまりにもタスクが溜まるとどう切り替えてよいか混乱しそうになることもあるでしょう。

そんなときのために、切り替えに有効な自分なりの「キーアクション」を持っておくことがお勧めです。

たとえば食事をするときに手を合わせますよね？　あれは感謝を込めた、「今から食事をいただきます」という一種のキーアクションといえるでしょう。他の例でいうと、手をパンとたたいて「よしやろう」と気合を入れる、「これだ」と思いついた時に指をパチンと鳴らす、凝った首を回すなど、普段何気なくやっているキーアクションがいろいろあります。

そして私がお勧めしたいのが、オフィスなどその場ですぐにできる上に、自律神経も同時に整えてくれる「リセット・キーアクション」です。

【リセット・キーアクションのやり方】

①その場で姿勢を伸ばして椅子に座りなおします。
②目の前の画面や書類から視線を外し、窓の外などなるべく遠くを眺めながら、一度深呼吸をします。
③目を閉じて、もう一度深呼吸をします。
④目を開けて、近くの物（デスクの上の文具や、目の前に置かれた本の表紙など）を見て、再度深呼吸します。
⑤そのまま仕事に取りかかります。

20秒もかからないこの一連の動作は、意識を目の前のタスクに切り替えるだけではなく、自律神経も整えて集中力を上げる効果が期待できます。そのポイントは、「視点の揺らぎ」です。

私たちは交感神経と副交感神経の程よい揺らぎによって自律神経のバランスを保っています。このリセット・キーアクションでは、自律神経を意図的に揺らすために、視点の移動を用います。つまり、遠くを見ることで交感神経を刺激し、一旦目を閉じてリセットしてから、今度は近くを見ることで副交感神経を刺激するのです。

実際にやってみるとたった20秒でできるこれだけの方法で、意外とすっきりした気持ちになるのが実感できるのではないでしょうか。

夜：今日の自分に気づく「三段階分析法」

一日の終わりは、呼吸瞑想などのゆったりした瞑想を行いましょう。心を整えるのに最適な時間です。ただ、とても慌ただしく過ごした日などは、寝る前になっても心がざわついていたり、その日の失敗やうまくいかなかったことを悶々と考え続けてしまうこともあると思います。なかなか呼吸に注意を向けられないかもしれません。

そんなとき、まずはその感情としっかり向き合ってあげる時間を持ってみましょう。ただ向き合うといっても、ネガティブな感情に巻き込まれたり、嫌な記憶に引っ張り込まれてしまっては、心を癒すことは難しいですよね。そこで、呼吸瞑想と組み合わせることのできる、「三段階分析法」をお勧めします。

「三段階分析法」は、今どんな「考え」が浮かんでいるか、合わせてどんな「感情」が出てきているか、「身体の感覚」はどうか、という3段階で今ここでの自分自身を分析する方法です。少し高度なスキルと感じられるかもしれませんが、慣れると1~2分でサッと心を切り替えられる画期的な実践法です。3段階に分けて自らの状態を感じることで、「自分と向き合う」ということの一端を感じていただければ幸いです。

【三段階分析法のやり方】

①通常の呼吸瞑想を行います（数十秒でも、数分でも、長さは自由です。

時間がない時は、深呼吸を1回するだけでも結構です）。

②自分の中に、今どんな思考や感情、体の感覚があるかを観察してみます。気づきは以下のように3段階に分けておこなってみましょう（順番は変えても結構です）。

Ⅰ、今この瞬間の「思考」を観察します

Ⅱ、今この瞬間の「感情」を観察します

Ⅲ、今この瞬間の「身体の感覚」を観察します（頭のてっぺんから足の先までCTスキャンのように注意を移動させながら感じます）

②全ての感覚を手放して、もう一度、呼吸瞑想を少しの間おこないます（深呼吸をするだけでもOKです）。

三段階分析法では心に生じる「思考」と「感情」を別々に観察し、そこからさらに「身体の感覚」を観察します。

たとえば、

・思考：「絶対に成功しなくちゃ」という思考の内容

・感情：それに伴い湧いてくる焦りや苦しみ、悲しみ、プレッシャーなど
・身体の反応：頭がギュッと締めつけられる、胸が苦しい、冷や汗が出てきた、足がふわふわする感覚など

というような感じです。

私たちはこうしてあえて意識をしない限りほとんどの場合、思考・感情・体感がごっちゃになって、混ざり合った状態で過ごしています。このような状態では、「辛い」という感情が他と同化してしまい、抜け出すことが難しいものです。**そこで、3段階の感覚に分割して丁寧に感じることで、単に「辛い」「苦しい」という状態から一歩距離を置いて、自己を客観的に分析している状態に変化させます。**

なぜ体の感覚まで確認する必要があるかというと、体の感覚は私たちが最も「確かな感覚」として鮮明に感じることができる知覚情報だからです。思考や感情は心の中に生じますが、つかみどころのない、あいまいな感覚であることが多いものです。日ごろ思考や感情を言葉にして表現する（書いたり、話したりする）習慣のない人はなおさらだと思います。そこで身体の感覚に着目することで、自分の存在を客観的に捉えることが可能になるのです。「いやだ、逃げたい」という思いで頭がいっぱいになっ

ている時、「いやだ」という恐怖の感情と、「とにかくその場から離れたい」という考えとが混ざり合って存在しているはずです。そしてさらによく観察してみると、「なんだか足がそわそわする」とか、「お尻がフワッと浮いた感じがする」といった身体の感覚が伴っていることに気づくことができると思います。

3つの観察対象、「思考」「感情」「身体感覚」。これだけ覚えていれば大丈夫です。強い負の感情に支配されそうな時、ストレスが蓄積している時、脳内は「ただただ、逃げたい」という気持ちで支配されていますが、そこで少し俯瞰して見ることができると、感情の支配からスッと抜け出して、心を平静に保つこともできるようになるのです。

こうした観察をひとしきりおこなうことができたら、最後に少しの間呼吸に注意を戻します。一度自分のことを客観的に「そうか、私は今こんなことを考えて、こんな感情を持っていて、こういう身体の感覚を体験しているんだ」と眺めることができたら、呼吸を活用して「よし、ではそれらを一旦脇に置いておいて、呼吸を感じてみよう」と心をリセットすることができるでしょう。

第2章で笑いヨガについて紹介させていただいた際、「私たち人間はルールがあると安心してそれに乗ることができる」ということをお話ししました。実際に激しい感情で興奮している時には、意識をしてもなかなか冷静で客観的な目を持つことは難しいのですが、こうした実践法の決められた手順をマスターしておけば、いざ感情が乱れた時にも対処が可能となるのです。

この三段階分析法で大切なのは、「苦しみの感情から目をそらさない」ということです。私たちは日ごろ、忘れてしまいたい辛い体験の記憶やネガティブな感情から無理やり目をそらそうと、気晴らしをしようとしたり、それらの記憶や感情を無かったことのように扱ったりしがちです。

こうした方法は確かに負の連鎖を断つ上では効果的で、一時的には心のバランスを取り戻せたと感じることもあるでしょう。しかし、無かったものとして扱われた、つまり「無視」された感情はそのまま心の奥底に蓄積していき、やがて限界に達すれば爆発してしまうことになります。前章でも、自分の感情に蓋をせずに向き合いましょう、とお伝えしました。**苦しみを手放すにはまず自分が苦しい思いをしていることに「気づく」ことが必要なのです。**客観的に苦しみを見つめることができてはじめて、その苦しみがだんだんとピークアウト、つまり峠を越えて段々と楽になっていく体験もできるのです。

私たちは何かに失敗をしたり、自分の欠点を感じたりしたときに、すぐに「ああどうしよう。すぐにあれをして、これをして……、急いでやらないと！」と、急き立てられるようにして次の行動やタスクを意識します。それ自体は必要なことであって、悪い事でも何でもないのですが、それと同時に「悲しい、悔しい、恥ずかしい」といった苦しみが心の中に生じていることを無視しないでいただきたいのです。「今私はとっても苦しいんだ」と、心の中でただ認めてあげることで、はじめて自分の存在をいたわることができるからです。そのためにも、より安全、安心なやり方で苦しみと向き合うために、この三段階分析法を活用いただきたいと思います。

夜：ベッドの上でリラックス「ボディスキャン瞑想」

夜の呼吸瞑想も心身の深い静寂をもたらしてくれますが、疲れが蓄積している時など、座って瞑想をする元気も残っていないと感じる日もあるのではないでしょうか。そこで、寝たままでもゆっくりと瞑想を実践できる「ボディスキャン瞑想」をご紹介したいと思います。

ボディスキャンとは、自分の体の一か所一か所の感覚に、ゆっくりと丁寧に注意を向けていく方法です。細やかに自らの心や身体の状態を汲み取る、気づきの力を養いながら、疲労を緩和するのに効果的です。

ボディスキャンは仰向けになって実践することから、そのまま眠りに落ちてしまう人も多いと思います。それは悪いことではありませんし、そうやって睡眠に導入してもらうことで、スムーズな入眠と深い眠りを維持する効果も期待できます。そのため寝つきが悪い人や、布団に入ってから「あれはどうかな」「これは大丈夫かな」といろいろ考えてしまう人にもお勧めしたい瞑想法です。

また、日ごろ対人業務主体の仕事をされている方（カウンセラー、コーチ、クレーム対応、受付業務など）は、いわゆる「自分の外側」に細心の注意を払って働く時間が多いため、この瞑想を用いて自分の（身体の）内側に注意を向ける習慣をつくることが、身心のコンディションを整えるのに大変有効です。脳の疲れが軽減され、心身ともにゆったりとした気分になれるでしょう。

一日の終わり、寝る前の静かなリラクセーションタイムにピッタリなこの瞑想ですが、休日の、比較的まとまった時間を自分のために使うことのできる際に取り組んでいただくこともお勧めしたいと思います。

【ボディスキャンのやり方】

①静かな部屋で仰向けになり、目を閉じます。腕は手のひらを上に向けて体の横に置き、両足は軽く開いておきます。そのまま力を抜いて1～2分ほど呼吸瞑想を行います。

②次に両足のつま先に意識を向けます。そわそわする、温かい、冷たい、重たい、布団と触れ合っている……などの感覚があれば、それを感じ続けます。何も感じないということももちろんありますので、その場合は「何も感じない」状態にただ注意を向け、受け入れます。

20秒ほどしたら、注意の対象をつま先からかかとに移していきます。また20秒ほど注意を向けたら、続いて膝、太ももと順番に注意の対象を上へと移動させていきます。

③同様に、腰、お腹、胸、右手、右腕、左手、左腕、肩、首、アゴ、口、鼻、頬、目、目の周り、額、頭……と順に一か所ずつ、丁寧に感覚を観察していきます。それぞれの部位に注意を向ける時間は20秒くらいが目安ですが、もっと長い、あるいは短い方が心地よくできるという方は調整しても構いません。時計を見ながらするのではなく、あくまで自分の感覚でやっていただければ問題ありません。

頭のてっぺんまできたら、最後に1～2分ほど呼吸瞑想を行って、瞑想を終えます。

以上がオーソドックスなボディスキャン瞑想の流れですが、つま先ではなく頭のてっぺんからはじめて徐々に意識を下げていく方法でも構いません。私は大体15〜20分程度かけてやっていただくようお伝えすることが多いのですが、海外で普及しているプログラムでは40分以上かけることも珍しくありません。あまり形式や順番、時間にはこだわらずに自分にとって心地よい形で行っていただければ幸いです。時間がないときは、「つま先、膝、お腹、胸、首と肩、顔、頭」など観察の対象を減らして10分くらいで行うこともできます。逆に「今日は時間もあるし、じっくりやりたいな」という日は、さらに細かく身体の細部まで感じていただくのもよいでしょう。たとえば右手一つとっても、「手の親指の先、人差し指の先、中指の先……」と指一本ずつ先端から付け根にかけて観察したり、「手のひら、手の甲、手首、前腕、ひじ、上腕」と右手から右腕にかけて、徹底的に細かくスキャンすることもできます。

普段は意識をしていない身体の一か所一か所に注意を向けることで気づきの能力を育むとともに、身体全体の緊張を緩め、リラックスさせる効果も期待できます。

先述したように、ボディスキャンを行っている最中に寝てしまうのはほとんどの人が体験されることだと思います。決して寝てしまった自分を責めたり、「自分はうまく瞑想できないんだ」と否定したりせず、寝落ちするまでの間は瞑想ができていたということを大切にして下さい。その上で、「今自分は睡眠をとても必要としているんだ」という気づきを、ボディスキャン瞑想の実践から得ることができたと考えていただければ幸いです。

なお、この瞑想は比較的時間をかけておこなう瞑想ですから、慣れないうちは途中で順番が分からなくなったり、これで合っているのかと不安になることもあると思います。そこで、以下のような音声ガイドを活用していただくのもお勧めです。仰向けに寝ながらスマートフォンなどで再生して、聞き流すような意識で取り組むことで、日々のルーティンにしていただきたいと思います。もちろん慣れてきたら、こうした音源は使わずご自身の心の中で実践していただくのもよいでしょう。

〈ボディスキャン瞑想ガイド〉

https://www.youtube.com/watch?v=IehsRjicBSo

※これだけでなく様々なボディスキャン瞑想のガイド音声が公開されていますので、ご自身に合った音源を使っていただければ幸いです。最近ではスマートフォン用の瞑

想アプリも普及しているため、活用してみるのもお勧めです。

休日朝：身体のリズムを整える「朝の太陽を浴びる」

休日は平日の睡眠負債（睡眠不足が蓄積すること）のため、つい長い間ゴロゴロしながら布団の中で過ごしてしまう人も多いのではないでしょうか。もちろん心身の休息のためにゆったりと過ごすのは大切なことです。でも寝ても取れない疲れに対しては、「睡眠の質」を高めてあげる必要があります。ここで睡眠に関して少し詳しく見ていきたいと思います。

私たちはなぜ、昼に活動し、夜になると眠るというパターンを維持できるのでしょうか。それには睡眠リズムを作るホルモンである「**メラトニン**」が大きく貢献しています。メラトニンは主に脳内の松果体《しょうかたい》という部位で産生され、血液や髄液の流れに乗って脳および全身に届けられます。このメラトニンの分泌が抑制されると脳や身体は「覚醒モード」になり活動性が高まるため、眠りから遠ざかっていきます。メラトニンの分泌が促進されると「休息モード」つまり眠りやすい状態が訪れるのです。そしてこのメラトニンに特徴的なのは、「光を浴びると分泌が強く抑制され、その14～16時間後に再び分泌が始まる」という生理的なサイクルを有しているということです。

たとえば、朝7時に太陽光を浴びると、目の網膜から入った光の刺激が神経線維を伝って脳の視床下部に届けられ、そのすぐそばにある松果体にメラトニンを止める指令を出します。メラトニンの分泌が止まれば、おのずと体や脳は活動的になります。そしてその約15時間後、夜の10時くらいになると、自動的にメラトニンの分泌が再開されて、徐々に眠くなってスムーズな睡眠に入れるというわけです。

それが昼の12時まで寝ていた場合、その時間からはじめて日光を浴びることになるので、次にメラトニンが分泌されるのが深夜3時頃になってしまうということです。

朝に起床した時間が、その日の夜に自然な睡眠が訪れる時間の決め手になるということなのです。

つまり夜ぐっすりと良い睡眠を得るために大切なのは、寝る前の様々な工夫よりも、その日の早朝にしっかりと朝日を浴びるという一点に尽きるのです（もちろん、それに加えて夜のリラクセーション時間を確保することは、よい睡眠を後押ししてくれるでしょう）。

とはいえ、平日は忙しいし、慢性的に「睡眠負債」が溜まっている人もいるでしょう。そこでお勧めしたいのが、土曜日（もしくは2連休の1日目）でも、一旦はいつもと同じ時刻に起きて朝日を浴びるという習慣です。

とにかくそこで体内時計のスイッチはしっかりと押しておきます。もっと寝たいという場合、その後に二度寝しても、日中に昼寝をしてもOKなのです。せっかくの休日ですから自分を癒してあげるためにも厳しくし過ぎずに、自らの心と身体の求めに応じて休むようにしたいものです。

そして、日曜（もしくは2連休の2日目）にはしっかりと決まった時間に起きて、日中はそれなりに活動をします。そうすることで忙しい平日で崩れてしまいがちな睡眠のリズムや、不足しがちな睡眠時間を、週末を使って上手に補うことができるでしょう。

休日が2日連続でない人も、今ご紹介した「土曜日の過ごし方」を取り入れていただければ大丈夫です。休みの日も、できるだけ仕事の日と同じ時間帯にいったんは起きて、朝日を浴びるようにしましょう。

ちなみに睡眠負債の解消法としては、休日にどっさりと長い時間寝る方法では不十分なことが多いものです。日々の睡眠不足が少しずつ「負債」として蓄積されたという事実を認識しておきましょう。一日あたり1時間でも、30分でも結構ですから睡眠時間を延ばすという、コツコツと積み重ねる取り組みが最も有効であることを申し添えておきたいと思います。

休日①：生産性を求めないで過ごす「自分の時間」

「自分の時間って、プライベートということでしょ？　それなら普段の休みでもやっているよ」

そう思われる人もいるでしょう。

しかし、ここではあえて立ち止まって、ご自身の休日の過ごし方をあらためて考えていただきたいのです。休みの日にも何気なく仕事のメールをチェックしたり、仕事に関連する情報にふれたり、溜まっている仕事以外のタスクに追われたりと、タスクから離れる時間を持てないでいませんか？

休みの日は出勤こそしなくてよいものの、ご自身が本当にやりたいと思うことに、他のことを気にせずに取り組むことができる時間をどれほど持てているでしょうか？

もちろん私たち一人ひとりに社会的な役割がありますから、すべての時間を自分のためだけに使うというわけにはいかないでしょう。しかし、「自分本位」の時間を少しでも持つことは、自分の存在を労わったり、大切にしてあげることにつながります。こうした自分の思いを優先できる時間を全く持てない状況が続くと、自分の存在を認めてあげる心の在り方、すなわち「自己肯定感」が低下してしまう可能性があり、心の疲れにもつながります。

ですから休日にはたった1時間でもよいので、自分が好きなことを堪能しながら丁寧に過ごす時間を作るようにしましょう。

忙しくてそんな時間は取れない、ということであれば、たとえ30分でもいいから「いい雰囲気だな」と感じたカフェに立ち寄ってみて、ゆっくりとコーヒーや紅茶を飲んでみていただきたいと思います。大切なのは、あらかじめ確保したその30分や1時間という貴重な時間を、自分の気の向くまま、足の向くままに過ごしていただくことです。図書館や美術館に行って、文学や美術に触れてもよいでしょう。何をするでもなく、ただその建物や風景、その場の空気感を楽しむのも素敵な過ごし方です。私たちは生産性を重んじる社会の中で暮らしているために、「何かプラスになる時間の使い方をしなければ」と、プライベートの時間をも生産性で良し悪しを判断してしまいがちです。でも本当は、自分だけの時間は何も生み出す必要はないですし、何もしなくたっていい。そう思えるようになることが、心健やかに生きるための秘訣です。

大切なのは、「自分が自分の意思で、自由な過ごし方を選択している」と感じていること。どんなに楽しいことでも、人から強いられたものでは、その人との関係に照らして良し悪しの判断をしてしまうことが多いからです。

岩盤浴や美容、アロマテラピー、サウナやよもぎ蒸しなど、自分を癒しながら心身ともにきれいになる時間を過ごすのもよいでしょう。もちろん、ご自宅で時間をかけて、ゆっくりとお風呂に入るのもお勧めです。

他にもそれぞれのライフスタイルに合わせて、自分のための過ごし方は無限大です。自分では何をしたらよいかわからないという人のためにも、私が日頃いろいろな人にお勧めしている様々な「自分時間」の過ごし方をご紹介しましょう。

以下はあくまで一例ですから、ご自身のオリジナル自分時間を見つけるつもりで、いろいろとチャレンジしていただければ幸いです。

休日②：情報をシャットアウトで脳疲労を撃退「森林浴」

脳のリセットに効果的なのは環境を変えること。せっかくのお休みであれば、自然の中に行ってみましょう。しっかりと時間を取れるようであれば、都会から離れ、山や高原、海岸などの自然あふれる非日常のスポットに数日間滞在し、心身を療養するのがよいでしょう。

しかしもう少し気楽にできるものがよい場合には、日帰りで登山などもお勧めです。都内であれば高尾山など、一日で挑戦できる山もあります。

そこまで遠くに行けないという場合、無理に遠出をしなくても、公園のベンチに座る時間や、散歩がてら歩行瞑想をする時間を作るのでもよいでしょう。

さらには、その自然の中にある「f分の1の揺らぎ」を感じてみましょう。「f分の1の揺らぎ」とは自然が生み出す不規則なリズムのことで、人工的に作られたもの、規則的なものとは違って、人を癒す効果が認められています。

よく「波の音はいつまでも聞いていられる」「川の流れはいつまでも見ていられる」ということがありませんか。もっと身近なところでいうなら、窓にあたる雨粒や雨の音はずっと聞いていても心地よく感じられるという人が少なくありません。

波の音や雨音を聞く、風を感じるなど、今感じている自然の揺らぎにただ心を置いてみましょう。「今ここにどんな自然の営みが生じているのか」「それを自分はどんな風に感じているのか」を感じ取って、心の中で言葉にしてみてください。

休日夜：自分を労わり大切にする「慈悲の言葉」

一週間の終わりには、自分の心の声で自らの存在をいたわってあげる時間を作りましょう。

第4章の自己肯定感のお話でも述べましたが、私たちはつい他人のことを優先して、自分自身をおざなりにしてしまいがちです。自分に対して厳しい評価や判断をして、鞭を打つように扱ってしまうのです。

しかし、それが自分の限界を超えて頑張らせる原因となり、心身の疲労にもつながります。

自分を犠牲にしてでも誰かのために尽くすことができる人は、他者が辛い状況にあるとき、その人のことを思いやる心の温かさを持っている人に違いありません。

そういう人はきっと、悩んでいる誰かの相談にのってあげたり、手伝ってあげたりしたことがいくらでもあると思います。そうした時に相手にかけてあげた言葉を思い出していただきたいのです。

「仕事で失敗した友人に、〝よく頑張ったね〟と励ました」

「人間関係に悩んでいる同僚に、〝うまくいかなくてもいいんじゃない？　距離を置いてそれなりに付き合っていけばいいさ〟と声をかけた」

「フラれて落ち込んでいる親友に、〝悲しいの、よくわかるよ〟と一緒に悲しみに浸ってあげた」

といったように、落ち込んでいる相手のためにあなたが紡ぎ出した温かな言葉は思いつきませんか？

それらの素敵な言葉を、あえて自分に対してかけてあげましょう。というのが、本書で私がお伝えしたい最後のことです。

「私は本当によく頑張ったよ」

「うまくいかないことがあっても、それでもいいんだよ」

「悲しいよね、でも今は悲しみを感じていていいんだよ」

人を慰めたり、いたわったりできる言葉は、自分自身を慰め、励まし、労わる言葉になるのです。仕事やプライベートでなすべき事に忙殺される日々の中では、自分を労わってあげる時間を作るのはとても難しいものです。だからこそ、お休みの日の夜、ゆったりと流れるひとときを、慈悲の言葉を自らに向ける時間にしていただきたいのです。

最初は抵抗を感じることもあるでしょう。思うように言葉にできないかもしれません。それでもかまいません。習慣として継続することで、最初のうちは素直に受け取れなかった自分からの言葉も、だんだんと心を開いて受け入れられるようになっていくでしょう。

「自分（だけ）は休んではいけない。自分（だけ）は甘えてはいけない」という心の中に知らず知らずのうちに形成された、自分自身を制限するような考え方を「メンタルブロック」といいますが、慈悲の言葉によって繰り返し暖かなメッセージを自らに伝えることで、このメンタルブロックを氷解させることができるのです。

やがて、その温かい気持ちは周りも人々へも伝播《でんぱ》していくでしょう。

もしどうしても自分に対して優しい言葉をかけてあげることができないと感じた方は、「周りの人のために自分に慈しみの言葉を向ける」という意識でやってみてください。あなた自身が幸せで、自分らしく生き生きとした在り方ができれば、それだけで周りの人々も幸せを感じることができるからです。

優しい心は伝播します。

あなた自身が心地よく、恐れや不安を手放して生きていくことによって、周りの全ての人を幸せにしていきましょう。それが人から人へと伝えられることによって、世界に平和がもたらされるでしょう。

今こそ自分に対して全身全霊で、優しさを向けるべきときなのではないでしょうか。

自らの心に思いやりの言葉を向けて、心を温かくしなやかなものへと育むことで、緊張からも疲れからも解放された、本当の自分作りが始まるに違いありません。

おわりに

いつの時代も人間は、多種多様なストレスとそれによる心の疲労とを抱えてきたはずです。でも、現代を生きる私たちは、その影響をあまりにも強く受け過ぎているのではないでしょうか。

私は日々、精神科や心療内科のクリニックで診察室にいらっしゃる患者さん、あるいは自身が住職を務めるお寺で坐禅会や法要などにいらっしゃる方々と接する中で、いかに多くの人が人生に葛藤し、心の疲労をぬぐえない中で奮闘されているかを実感しています。

「メンタルヘルス」という言葉が広く浸透するようになりましたが、わが国ではまだまだ、精神科や心療内科といった心を専門とする医療機関を受診することに抵抗を感じる方が少なくありません。

心の専門家がもっと気軽に、身近に相談できる存在であることが求められていると思います。

この本でご紹介した、疲れを解消するための方法の多くは、私が専門的に治療に応用している「マインドフルネス」という心理療法がもとになっています。そして、そのルーツは仏教の始祖であるブッダが、2500年以上も前にインドで実践した瞑想修行（坐禅）に源流をたどることができます。欧米の研究者の先生方が、こうした仏教の瞑想法を現代人が実践しやすいようにシンプルにアレンジしました。そして、心や身体の疾患を持つ人たちの症状を和らげる手法として活用するための検証を重ね、マインドフルネスという新たな分野を打ち立てたのです。

実際にマインドフルネスの瞑想法を数か月実践することで、ときには薬による治療に匹敵するくらい、うつ病の再発を防止したり、不安を和らげたり、慢性的な身体の痛みを軽減したりといった、目を見張るような効果が数多くの論文で示されました。

実はこうしたマインドフルネスに関する研究の歴史は浅く、ここまで多くの研究者が取り組むようになったのは、ほんの10年〜20年前からです。ではなぜ、2500年以上も前の瞑想法が、今になってこんなにも注目されるようになったのでしょうか？

「ストレスと情報過多による疲労が限界点に達してしまった」

それが私の見解です。

IT技術の目覚ましい進歩によって、私たちは誰もが情報の荒波の中を漂う存在となりました。自分の足で大地に根を下ろし、自らの力で嵐のような現代社会を歩んでいくためには、「自分自身をしっかりと見つめる目」を持たざるを得なくなったのではないでしょうか。

心の疲れを癒すこと、それはそのまま「自分自身に思いやりの心を向けること」を意味します。近年、こうした自らに対する優しさや慈しみのことを「セルフ・コンパッション」と呼び、心理学や医学の専門家が様々な角度から検証するようになりました。その結果、セルフ・コンパッションが高い人ほど、幸せを感じる力が高いこと、ストレスにも柔軟に対応できること、適切な食事や運動などの健康習慣を維持しやすいこと、何かに失敗してもそれを糧にしてまたチャレンジできることなどがわかりました。最近ではなんと、遺伝子の老化が抑制される可能性も示されています。そして私が思う最も素晴らしい発見、それはセルフ・コンパッションが高い人ほど、他の人に対しても思いやりに満ちた行動をとりやすいということです。

つまり、この本でご紹介した疲労に関する理論と実践法を身に付けていただき、ご自身の日々の疲れを和らげることは、そっくりそのまま、まわりの大切な人たちを癒すことにつながるのです。

今ここで、この本を閉じてからが本番です。自らの心と身体に向き合い、疲れを手放していきましょう。それは決して難しいことではありません。この人生を、幸せに生きていこうという思いさえあれば。

さあ、思いやりをあなた自身に向けましょう。

あなたのために。大切な人のために。そして世界の平和のために。

川野泰周　合掌

【著者略歴】

川野泰周（かわの・たいしゅう）

精神科医・心療内科医／臨済宗建長寺派林香寺住職。精神保健指定医・日本精神神経学会認定精神科専門医・日本医師会認定産業医。1980年横浜市生まれ。2005年慶應義塾大学医学部医学科卒業。臨床研修修了後、慶應義塾大学病院精神神経科、国立病院機構久里浜医療センターなどで精神科医として診療に従事。2011年より建長寺専門道場にて3年半にわたる禅修行。2014年末より横浜にある臨済宗建長寺派林香寺住職となる。現在寺務の傍ら都内及び横浜市内のクリニック等で精神科診療にあたっている。うつ病・不安障害・PTSD・睡眠障害・依存症などに対し、薬物療法や従来の精神療法と並び、禅やマインドフルネスの実践による心理療法を積極的に導入している。またビジネスパーソン、医療従事者、学校教員、子育て世代、シニア世代などを対象に幅広く講演活動を行っている。著書、監修書多数。

精《せい》神《しん》科《か》医《い》がすすめる　疲《つか》れにくい生《い》き方《かた》

2021年 7月11日　初版発行

発行　**株式会社クロスメディア・パブリッシング**

発行者　小早川 幸一郎

〒151-0051　東京都渋谷区千駄ヶ谷 4-20-3 東栄神宮外苑ビル

https://www.cm-publishing.co.jp

■本の内容に関するお問い合わせ先 …………………… TEL (03)5413-3140 ／ FAX (03)5413-3141

発売　**株式会社インプレス**

〒101-0051　東京都千代田区神田神保町一丁目105番地

■乱丁本・落丁本などのお問い合わせ先 ……………… TEL (03)6837-5016 ／ FAX (03)6837-5023

service@impress.co.jp

（受付時間　10:00 ～ 12:00、13:00 ～ 17:00　土日・祝日を除く）

※古書店で購入されたものについてはお取り替えできません

■書店／販売店のご注文窓口

株式会社インプレス　受注センター …………………… TEL (048)449-8040 ／ FAX (048)449-8041

株式会社インプレス　出版営業部 ………………………………………… TEL (03)6837-4635

本文デザイン　金澤浩二

DTP　内山瑠希乃

イラスト　北構まゆ

印刷　株式会社文昇堂／中央精版印刷株式会社

製本　誠製本株式会社

図版作成　長田周平

ISBN 978-4-295-40559-7 C0030